MANUEL TECHNIQUE

DU

BRANCARDIER

PAR

Le Dr E. DELORME

Médecin-major de 2e classe,

Professeur agrégé à l'École d'application de Médecine militaire

(Val-de-Grâce)

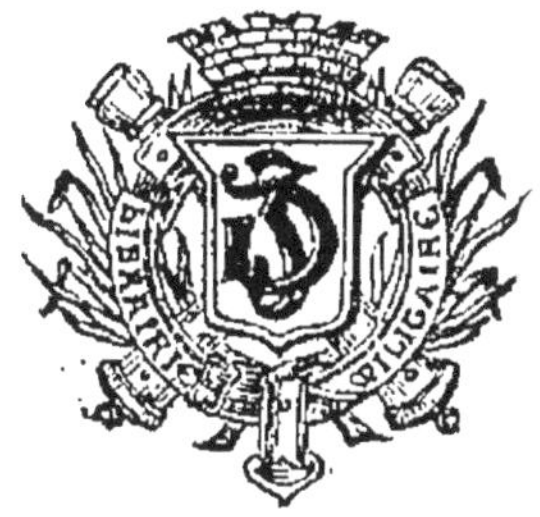

PARIS

LIBRAIRIE MILITAIRE DE J. DUMAINE

LIBRAIRE - ÉDITEUR

...e et Passage Dauphine, 30

1880

MANUEL TECHNIQUE

DU

BRANCARDIER

Paris. — Imprimerie de J. DUMAINE, rue Christine, 2.

MANUEL TECHNIQUE

DU

BRANCARDIER

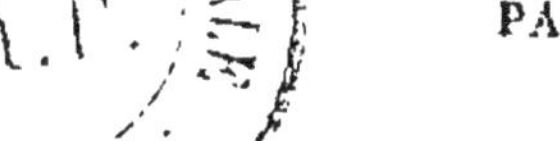

PAR

Le Dr E. DELORME

Médecin-major de 2e classe,

Professeur agrégé à l'École d'application de la Médecine militaire

(Val-de-Grâce)

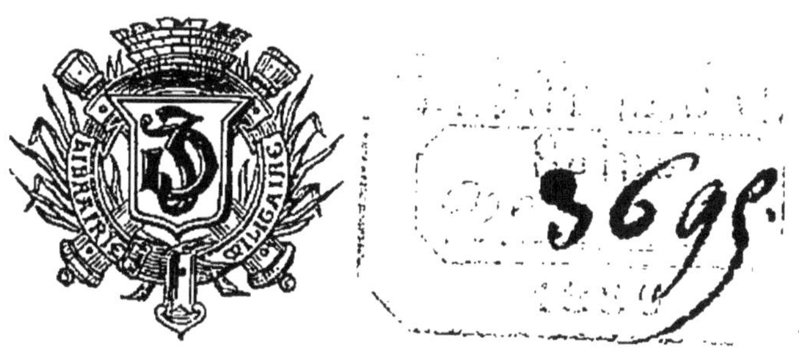

PARIS

LIBRAIRIE MILITAIRE DE J. DUMAINE

LIBRAIRE - ÉDITEUR

Rue et Passage Dauphine, 30

1880

universelle, nous manquions jusque dans tous ces derniers temps encore de cette excellente institution, lorsque le 24 novembre 1879 M. le général Gresley, ministre de la guerre, en arrêta la création.

Les avantages militaires et humanitaires de cette formation sont en effet incontestables et sautent aux yeux.

1° Lorsque, comme autrefois, et comme dans nos guerres les plus récentes, on laisse le soin de relever les blessés aux soldats mêmes, le nombre des hommes emportant leurs camarades se borne *exceptionnellement* au strict nécessaire, soit que certains saisissent avec empressement l'occasion qui leur est offerte de quitter le rang, soit que les moyens de transport employés réclament une plus nombreuse assistance. Les rangs se dégarnissent pour un temps plus ou moins long, parfois pour toujours.

2° La perspective d'être *sûrement, promptement* enlevé pour recevoir bientôt des soins éclairés, sans être exposé à de nouvelles et inutiles blessures, augmente puissamment le courage des combattants.

3° Enfin, ce n'est pas assez d'avoir de la bonne volonté pour donner les premiers soins à un blessé et pour le transporter. Il faut, pour cela, une réelle habitude, qu'une instruction technique et des exercices pratiques suffisants peuvent seuls procurer. Elle absente, ceux qui, sans arrière-pensée, se sont exposés aux plus graves blessures, ont encore à subir les horribles souffrances d'un transport mal habile, peuvent voir leurs blessures d'autant plus aggravées qu'elles sont déjà plus sérieuses, ils peuvent même devoir la mort à l'incompétence de leurs camarades. Il est parfois, et les gens du métier le savent bien, plus difficile de donner les premiers soins à un blessé et de le transporter que de l'assister pendant quelques jours à l'hôpital.

En l'absence d'une réglementation officielle touchant l'organisation des brancardiers régimentaires, nous aurions pu hésiter à publier ce manuel technique; mais cette hésitation, si nous l'avions eue, n'eût pu durer. En effet, presque toutes les instructions qui, à l'étranger, servent de guide pour l'enseignement pratique des brancardiers se ressemblent, et ressemblent à l'instruction prussienne, conçue suivant un haut sens pratique; la nôtre, ne pourra encore que lui ressembler. Or, c'est cette instruction que nous avons prise pour guide. Il ne restera donc plus à nos collègues des corps de troupe, auxquels nous avons surtout pensé en nous consacrant à ce travail, qu'à compléter, lorsque des ordres leur seront donnés à ce sujet, l'instruction technique de leurs hommes par les connaissances militaires spéciales, qui, d'ailleurs, à l'étranger, constituent non le prélude, mais le complément de l'enseignement qu'ils reçoivent.

Une autre difficulté eût pu nous arrêter. L'absence de matériel roulant dans les corps de troupe, ou la difficulté de se le procurer. Il n'est point douteux qu'il serait préférable qu'il en fût autrement, mais le chargement des blessés sur les voitures et leur déchargement ne constitue qu'une manœuvre qui ne peut faire oublier l'importance d'un grand nombre d'autres.

Être utile à nos collègues et à l'Armée, tel a été notre but, en publiant, peut-être avant son heure, ce petit manuel. Nous serions-nous seulement approché du but, que nous en serions encore pleinement satisfait.

Nous n'avons pas craint, en maintes circonstances, d'indiquer en détails certaines manœuvres qui seront et doivent être plus souvent mises en pratique par le chirurgien que par les brancardiers. Nous croyons que les hommes ne peuvent que tirer parti de la vulgarisation de ces connaissances un peu spéciales. Les brancardiers instruits sont mieux à même de remplir l'office d'aides, et lorsque les nécessités de la guerre, les mettent en état de prendre une plus grande initiative, ils savent se tirer d'affaire, pour le plus grand bien du blessé. On ne saurait trop se pénétrer de cette idée, que la vie d'un certain nombre d'hommes peut dépendre de l'intervention de ces indispensables auxiliaires.

Nous sommes heureux de pouvoir ici remercier l'éditeur de ce manuel de n'avoir pas reculé devant les frais qu'a entraînés la gravure des nombreux dessins qui accompagnent le texte et qui en faciliteront beaucoup la compréhension.

Nous avons nous-même exécuté ces dessins sur bois pour leur assurer toute la fidélité voulue.

Dr Delorme.

Janvier 1880.

les réservistes, qui ont appris en temps de paix le service de brancardier (1).

Dans les combats imprévus, dans les affaires et les rencontres de peu d'importance, toutes les fois, en un mot, que l'ambulance ne se trouve pas à proximité du champ de bataille, le soin de recueillir les blessés, de leur donner les premiers secours et de les transporter aux stations de pansement établies par les médecins des corps de troupe, incombe aux brancardiers régimen-

---

(1) *En temps de paix, en Prusse et en Russie, ces porteurs, choisis parmi les hommes faisant leur 2e année de service, sont instruits pendant les mois de janvier, février et mars, deux fois par semaine, par les soins des médecins de corps. Le printemps ou l'été suivant, ils sont versés durant dix jours dans le bataillon du train du corps d'armée pour compléter leur instruction pratique. Là, le médecin divisionnaire vérifie le degré d'instruction reçue dans les corps de troupe. Au moment de la mobilisation de l'armée, les médecins divisionnaires s'assurent que les brancardiers venus de la réserve connaissent leurs obligations. S'il se trouve parmi eux des hommes qui ne soient plus au courant, le médecin divisionnaire, sur l'autorisation du commandant de la division, prend les mesures nécessaires pour leur faire donner soit en station, soit en marche, l'instruction nécessaire. Notre organisation encore incomplète ressemble en plusieurs points aux précédentes. Il serait à désirer qu'elle leur ressemblât complètement.*

aires pris dans les compagnies à mesure des besoins.

A l'appel des médecins de leur corps, ils déposent leur fusil et leur sac sur la voiture régimentaire, et, munis de leur musette à pansement et de leur bidon, ils se dirigent sous leur conduite sur le théâtre de l'action.

Dans une action générale, les brancardiers régimentaires concourent, avec les brancardiers divisionnaires ou d'ambulance, au service des secours aux blessés. Les uns et les autres recueillent les hommes blessés, les amènent au lieu de stationnement des voitures et retournent immédiatement sur le terrain avec un brancard de rechange.

A chaque brancard est attachée une équipe de quatre hommes (Prusse, Russie, Angleterre), deux pour porter le blessé, deux pour les remplacer en cas de besoin. Ces deux derniers, pendant le transport, se chargent du sac et des armes du blessé. Dans les corps de troupe, les brancardiers utilisent les brancards chargés au nombre de quatre sur chacun des caissons médicaux des bataillons ou de régiment de cavalerie, et de un par batterie d'artillerie (Prusse).

Ressources des brancardiers.

Dans les armées étrangères, en général, un homme sur quatre porte un bidon et un havre-sac d'ambulance.

Les médecins veillent constamment à ce que bidons et sacs soient toujours pleins.

Indépendamment des ressources du sac d'ambulance, les brancardiers peuvent utiliser celles des cantines régimentaires et des sachets à pansement que porte chaque homme dans sa poche s'il est fantassin, dans une poche pectorale s'il est cavalier (1). L'équipement et l'armement leur fournit encore de très précieuses ressources, soit comme moyens de contention des fractures, soit comme objets de pansement.

Ils doivent s'habituer à tirer d'abord tout le parti possible de ces dernières, et n'utiliser que lorsque cela est absolument nécessaire les linges à pansement du sac ou du sachet.

Conditions que doit remplir le brancardier.

Le brancardier doit être intelligent, attentif, fort, énergique, adroit et posséder le courage passif à un haut degré. Il doit être

---

(1) *Ce sachet, enveloppé d'une toile de calicot verni imperméable, contient ordinairement une écharpe triangulaire en calicot, une longue compresse ou une bande de deux mètres, quelques grammes de coton ou de charpie et quelques épingles. Il serait indispensable que chaque homme portât également sur lui un compresseur très simple à pelote un peu large.*

bien discipliné, car il opère dans des conditions d'indépendance particulière, très souvent loin de l'œil de ses chefs.

On s'attachera à lui inspirer la plus grande douceur à l'égard des blessés, ses camarades malheureux. On le convaincra de la grandeur de son rôle, qui, pour être plus effacé que celui des combattants, n'en est pas moins, le plus souvent, aussi périlleux, et tout aussi digne.

Programme d'instruction.

Les connaissances techniques, demandées aux brancardiers sont, à très peu de chose près, les mêmes dans les différentes armées, et le propramme d'instruction est presque toujours calqué sur le programme prussien, nous l'avons dit déjà. Leur instruction porte sur les points suivants :

1° Organisation et stucture générales du corps humain. Situation des différents organes. Trajet des principales artères.

2° Principales lésions traumatiques qu'on rencontre sur le champ de bataille, accidents les plus fréquents et les plus dangereux qui les accompagnent et qui exigent des secours immédiats. Indication des signes de la mort apparente.

3° Moyens les plus simples de reconnaître les contusions, les fractures simples et compliquées, les luxations et surtout les différentes sortes des blessures

de canaux qu'on appelle les *artères*. Ce sang revient au cœur par un second système de canaux qu'on appelle *les veines*. Ces deux systèmes sont réunis par des vaisseaux fins, *les capillaires*.

Le sang dans les artères se meut avec force, sous l'impulsion directe du cœur. Il coule lentement dans les veines.

Artères du cou.

De chaque côté se trouve un gros vaisseau, l'artère *carotide primitive* auquel font suite deux grosses branches, la *carotide externe* et la *carotide interne*.

Ces vaisseaux suivent le trajet d'une ligne partant de la dépression placée derrière l'angle de la mâchoire pour aboutir approximativement au milieu de la base du cou.

On sent directement leurs battements sous le doigt (exercices de recherche).

Les carotides sont accompagnées de grosses *veines*, les *jugulaires*.

A la base du cou, du point médian à la partie moyenne de la clavicule on trouve l'*artère sous clavière*.

A son origine elle dépasse environ de deux bons travers de doigt le niveau de la clavicule pour gagner obliquement son niveau, vers le milieu de sa longueur. Une grosse veine accompagne cette artère. Sa blessure est aussi grave que celle de l'artère.

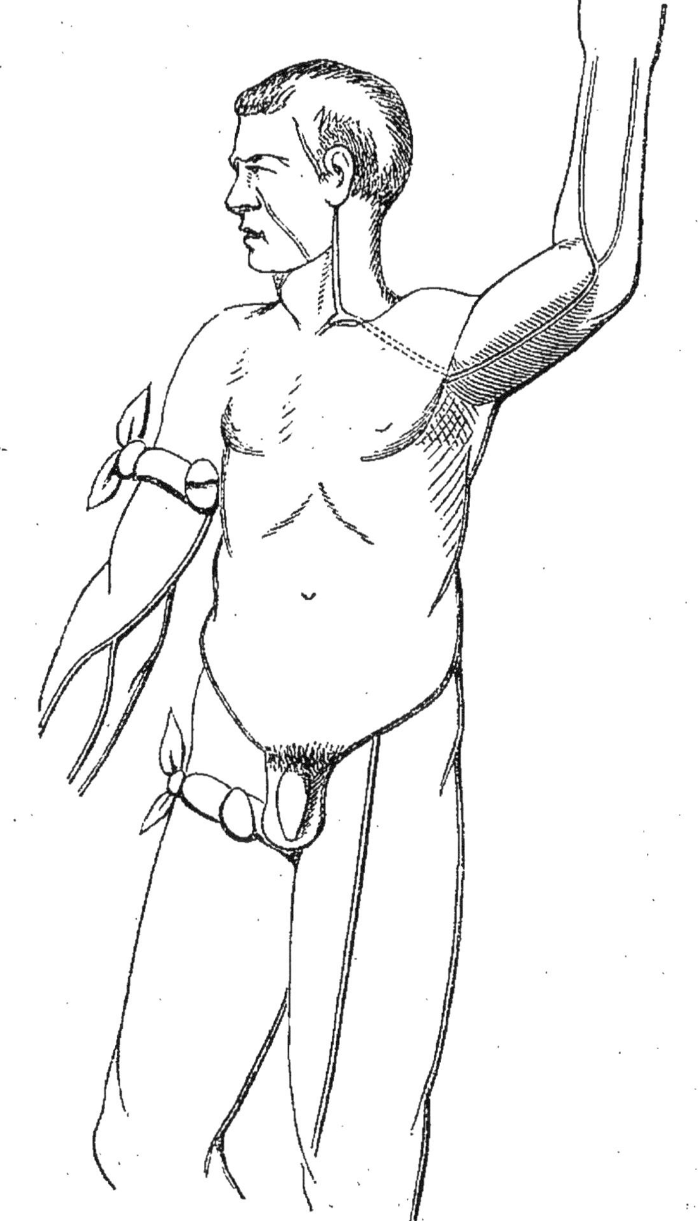

Fig. 1.

L'artère est placée trop profondément pour qu'on puisse sentir ses battements avec le doigt.

Elle est avec la veine qui l'accompagne à trois bons centimètres de profondeur, en moyenne, c'est-à-dire à une distance de la peau égale à la longueur de la première et de la moitié de la seconde phalange de l'index (voy. *fig.* 1).

Artères de la face.

Les artères principales de la face sont la *faciale* et la *temporale*.

La *faciale*, toute superficielle, suit le trajet d'une ligne partant d'un point situé à environ deux bons travers de doigt en avant de l'angle de la mâchoire inférieure pour gagner d'abord obliquement l'aile du nez, ensuite directement l'angle interne de l'œil.

Temporale. Ce vaisseau peu volumineux est tout superficiel. On le voit ordinairement battre sous la peau un peu en arrière de l'angle externe de l'orbite. Il naît un peu en avant de cette éminence qui surplombe la cavité de l'oreille (tragus) pour se porter en haut et un peu en avant et se subdiviser bientôt en branches que nous n'avons pas à poursuivre (voy. *fig.* 1).

Épaule. — Bras.

Lorsqu'on examine la partie antérieure d'une poitrine largement découverte, on constate à la jonction de la poitrine et de l'épaule, surtout lorsque le bras pend au corps un sillon plus ou moins profond. C'est à ce sillon que correspond l'*axillaire*. Pour être plus précis, ce vaisseau suit le trajet d'une ligne qui part du milieu de la longueur de la clavicule pour aboutir à la face interne du bras.

On ne peut en sentir les battements. Il est trop profond. Il est avec la grosse veine qui l'accompagne distant de la surface de la peau de six centimètres environ, soit à peu près de la longueur de deux premières phalanges de l'index.

L'artère principale du bras (*humérale*) occupe sa face interne, celle qui répond à la poitrine lorsque le bras pend contre le corps. Pour la rechercher et la comprimer facilement, il est donc avantageux d'écarter le bras du tronc.

Elle est dans toute l'étendue de son trajet toute superficielle. On la sent sous la peau.

Son trajet répond à une ligne partant approximativement du sommet du creux de l'aisselle pour aboutir au milieu du pli du coude. Ou encore si l'on veut, elle répond au milieu de la face interne du bras, de son origine jusqu'un peu au-dessus du coude, où elle change de direction pour gagner obliquement le milieu du coude. Une grosse veine l'accompagne (*fig.* 1).

Artères de l'avant-bras.

Au niveau du pli du coude, l'artère du bras, l'*humérale* se divise en deux troncs, la *radiale* et la *cubitale*.

De leur origine, ces deux vaisseaux s'écartent, formant une légère courbe, l'un en dedans, l'autre en dehors, pour se rapprocher beaucoup jusqu'à la main des deux bords de l'avant-bras.

A la partie supérieure de l'avant-bras, le vaisseau placé en dedans (cubitale) est assez profond. Plus bas, il est tout superficiel. Le vaisseau placé en dehors (radiale) est très superficiel. Il est presque sous la peau.

Fesse.

Dans la fesse rampent plusieurs vaisseaux importants, qui peuvent donner lieu à une hémorragie abondante. Ces vaisseaux doivent être directement comprimés pour que l'hémorragie résultant de leur blessure s'arrête. Ils sont très profonds. On peut évaluer la distance qui les sépare de la peau, à la longueur de l'index.

Cuisse.

L'artère principale de la cuisse est la *fémorale*. Elle s'étend depuis le pli de l'aine jusqu'à quatre travers de doigts au-dessus du condyle interne du fémur (démonstration (*fig.* 1).

Son trajet est indiqué par une ligne partant du milieu de la base de la cuisse, ou de l'arcade crurale pour aboutir au bord postérieur du condyle interne du fémur, c'est-à dire de la masse osseuse interne du genou.

Genou.

L'artère principale du genou (poplitée) occupe le milieu de la face postérieure. De grosses veines accompagnent l'artère fémorale et l'artère poplitée.

On ne peut sentir avec le doigt les battements de l'artère principale du genou à cause de sa profondeur et ceux de l'artère principale de la cuisse (fémorale) ne peuvent être perçus qu'à sa racine.

L'artère du genou est approximativement distante de la peau d'une longueur égale aux deux premières phalanges de l'index ; la fémorale, si ce n'est à sa partie supérieure est séparée de la peau par une épaisseur de tissus un peu supérieure à la première phalange de l'index.

Nous ne parlerons ni des artères de la jambe ou du pied, ni des artères de la main, la compression de ces vaisseaux ne se fait que dans la blessure même.

CHAPITRE III.

PRINCIPALES LÉSIONS QU'ON RENCONTRE SUR LE CHAMP DE BATAILLE. — ACCIDENTS LES PLUS FRÉQUENTS ET LES PLUS DANGEREUX QUI LES ACCOMPAGNENT ET QUI EXIGENT DES SOINS IMMÉDIATS. — MORT APPARENTE.

Les blessures de guerre sont produites par des balles de fusil, de boîtes à mitraille, des obus, leurs éclats, des bombes, des boulets et divers corps détachés par ces projectiles.

Enfin, on rencontre sur le champ de bataille des blessures par armes blanches, sabre, lance, baïonnette ; des contusions, des luxations, des entorses, produites par des chutes de cheval, des coups de crosse de fusil, etc.

Nous étudierons successivement les plaies nettes, les plaies contuses sans fracas osseux; les fractures des membres, les ablations des membres, les contusions, les luxations, les entorses, enfin les blessures du tronc et de la tête.

Plaies nettes.

Les plaies nettes, produites par les armes tranchantes sont rares. Si elles ne donnent pas lieu à un écoulement de sang abondant, on doit s'attacher, par le pansement, à en réunir les bords.

Plaies contuses.

Les plaies contuses sont très fréquentes. Elles sont caractérisées par l'irrégularité, la noirceur des bords et du fond de la solution de continuité, l'écrasement et la dilacération plus ou moins profonde des tissus. Toute plaie faite par un projectile, surtout celles produites par les fragments irréguliers de l'obus, sont contuses. Il en est d'effrayantes. Elles correspondent ordinairement aux points du corps où les masses charnues sont épaisses (fesses, cuisses, etc.). La contusion des plaies, *s'il n'y a pas fracas d'os*, intéresse bien peu le brancardier, qui n'a qu'à les recouvrir d'un pansement simplement protecteur.

Il ne doit jamais se croire autorisé à explorer une plaie, et n'en enlèvera les corps étrangers dont elle peut se compliquer, qu'autant qu'ils se présenteront pour ainsi dire d'eux-mêmes.

Fractures simples et compliquées.

Les fractures simples sont celles qui ne s'accompagnent pas de plaies. L'existence d'une plaie suffit pour qu'on dise d'une fracture qu'elle est compliquée. L'immense majorité des fractures observées à la guerre sont compliquées.

Les signes des fractures sont les suivants :

1° *La douleur* est le premier symptôme qui se manifeste lors de la production d'une fracture. Elle est parfois vive, mais d'autres fois, même dans les fractures des membres par coup de feu, elle peut l'être peu. Quelque fois même elle manque. Le blessé perçoit un choc violent au moment de l'accident et c'est tout.

2° *L'impuissance du membre* est un signe habituel et précieux des fractures. L'os du bras est-il brisé, le blessé ne peut le remuer? L'os de la cuisse l'est-il, le blessé ne peut se relever ? On rencontre ce signe dans les contusions, les entorses, qu'importe !

Il suffit que le brancardier l'ait constaté pour qu'il croie à une fracture et assure l'immobilité du membre.

3° *Le membre fracturé est déformé,* lorsque l'os ou les deux os d'un membre sont brisés.

Lorsqu'un seul des deux os d'un membre est fracturé (péroné pour la jambe, radius pour l'avant-bras), la déformation peut être limitée ou manquer. Le membre est gonflé au niveau de la fracture. Il forme un coude, il paraît plus court que l'autre, il n'a plus sa rectitude.

4° Les deux signes suivants indiquent encore la fracture d'un os; mais *il est formellement interdit de les rechercher*, les manœuvres mal dirigées qu'on ferait pour les constater, ne pouvant qu'augmenter les dégâts et nuire considérablement au blessé. Mais comme le blessé pourra attirer sur eux l'attention et que les brancardiers pourront, *sans les rechercher*, les constater, il est utile qu'ils les connaissent. Ces deux signes sont : la *mobilité anormale du membre* et la *crépitation*.

Mobilité anormale. — L'os forme la charpente d'un membre. L'os brisé, le membre ne tient plus. Il ballotte, ou est plus ou moins mobile. Abandonné à son propre poids, il prend parfois une position particulière sur laquelle on doit porter son attention. C'est ainsi que dans les fractures des os du membre inférieur, le pied est porté en dehors. Dans les fractures des os du membre supérieur, le blessé, pour empêcher que les fragments mobiles ne se déplacent, soutient instinctivement le membre blessé, et cette attitude suffit pour faire croire à une fracture et se comporter en conséquence.

Deux corps durs et irréguliers, frottant l'un contre l'autre, font entendre un bruit. Le bruit que les fragments d'os fracturés font entendre en frottant les uns contre les autres a reçu le nom de *crépitation.*

Le moindre mouvement du blessé le lui fait entendre, le moindre mouvement qu'on lui imprime involontairement peut le faire constater. Mais, comme nous l'avons dit déjà, *il est formellement interdit au brancardier de rechercher ce signe.* Il doit même s'attacher à éviter de l'entendre, car il ne peut le constater qu'en imprimant des secousses douloureuses et nuisibles au blessé.

D'autres signes peuvent encore servir à faire constater une fracture.

5° *La position de la plaie.* — Il suffit qu'on constate une plaie perforant le pied ou la main de part en part pour qu'on soit assuré de l'existence d'une fracture.

6° On peut apercevoir parfois un fragment osseux plus ou moins étendu, faisant saillie entre les lèvres de la plaie ou de l'une des plaies, ou bien constater, toujours entre les lèvres de la plaie, un fragment plus ou moins détaché (esquille). Disons en passant, qu'il faut bien se garder de l'enlever.

Avec un peu d'attention on reconnaîtra

aisément une fracture, surtout une fracture par coups de feu. Il est tellement important, au point de vue de la direction des secours immédiats à donner à un blessé, de reconnaître une fracture, qu'on devra avec méthode chercher à en constater les signes. Rappelons que ces signes sont : *la douleur*, *l'impotence du membre*, sa *déformation* (augmentation d'épaisseur, brisure de son axe), sa *mobilité anormale*, d'où résulte parfois une *direction particulière du membre*, enfin la *crépitation*.

La plaie indique l'endroit de la fracture.

Lorsqu'ils sont en présence d'un membre fracturé, le premier devoir des brancardiers est de prévenir le chirurgien. En son absence, ils immobiliseront immédiatement le membre en suivant les préceptes qui seront donnés plus tard, si celui-ci n'est pas trop déformé. S'il est trop déformé, ils le replaceront dans la rectitude avec soin, avant de chercher à l'immobiliser.

Pour ramener le membre dans la rectitude, ou si l'on veut pour *réduire* la fracture, il faut qu'un des brancardiers exerce des tractions, *lentes, prudentes, progressives*, suivant l'axe du membre, avec ses deux mains appliquées sur le fragment inférieur, le plus loin possible de la fracture (*extension*) pendant qu'un autre brancardier retient également, avec ses deux mains, le fragment supérieur le plus loin possible de la fracture et l'empêche d'obéir aux efforts du premier (*contre-extension*).

Il peut être nécessaire de combiner ces tractions lentes, progressives, en sens inverse avec une pression directe, prudente des fragments en sens inverse au niveau même de la fracture (*coaptation*).

Lorsque des manœuvres sages, peu prolongées, ne permettent pas de réduire la fracture, il ne faut pas insister, il faut immobiliser le membre le mieux possible dans sa position vicieuse.

L'immobilisation complète des fragments d'une fracture doit être l'objet de l'attention toute particulière des brancardiers, et, à cause de leur extrême fréquence, on ne saurait trop les exercer à faire le simulacre d'une immobilisation. Lorsque les fragments sont mal contenus, ils se déplacent pendant qu'on charge, qu'on transporte, qu'on décharge le blessé; les fragments, plus ou moins aigus, pénètrent dans les chairs, et amènent, comme moindre conséquence, des douleurs vives.

Ablation des membres.

Les gros projectiles ou leurs fragments emportent parfois un membre en totalité ou en partie.

Combattre les symptômes de commotion générale par les moyens que nous indiquerons bientôt; arrêter les hémorragies par la compression de l'artère principale du membre, *et par un lien circulaire bien serré appliqué un peu au-dessus de la vaste plaie*; si tout écoulement de sang a cessé, comprimer, par mesure de prudence, l'artère principale du membre; si le membre n'est pas complètement détaché, placer la partie pendante dans l'axe du membre et l'immobiliser dans cette position, telles sont les indications à remplir en pareils cas.

Contusions.

Les contusions sont produites par le choc des projectiles lancés par les armes à feu ou violemment déplacés par eux. Ces corps froissent ou broient les tissus profonds sans détruire la peau. Le plus souvent peu graves, les contusions peuvent cependant présenter un haut degré de gravité. La douleur l'impuissance du membre, son gonflement par les liquides épanchés sous la peau, symptômes accompagnés ou non des signes de commotion générale, en constituent les caractères. Lorsque le corps vulnérant a porté son action sur le ventre, la poitrine, le crâne, on observe des phénomènes spéciaux que nous allons bientôt étudier.

Lorsque la contusion s'accompagne de fracture, le premier accident, pour le brancardier, disparaît devant le second.

Assurer l'immobilité du membre blessé, sans cependant le faire avec autant de soin que si le membre était fracturé; empêcher, par le fait, le blessé de marcher si c'est un point d'un des membres inférieurs qui est contus, enfin faire cesser l'état de commotion, de stupeur du blessé, s'il existe. Telles sont les seules indications qu'il faut remplir en pareils cas. Aucun pansement direct n'est nécessaire.

Luxations.

Les luxations sont rares. Elles sont constituées par le déplacement persistant d'un os sous l'influence d'un choc violent, d'une chute, etc. Une douleur plus ou moins vive au niveau d'une jointure, la déformation du membre sans mobilité anormale, ni crépitation, l'impossibilité que le blessé éprouve à imprimer au membre ses mouvements habituels en sont les caractères.

Soutenir le blessé jusqu'à l'ambulance, si la luxation siège au membre supérieur; le transporter si la luxation siège au membre inférieur, sans faire aucun pansement, telles doivent être les règles de conduite des brancardiers dans les cas de luxations.

Entorses.

Moins rares que les luxations. Elles sont le

résultat de mouvements forcés d'une articulation. On remarque surtout l'entorse aux articulations du cou-de-pied. Une douleur plus ou moins vive, réveillée par les pressions ou les tentatives de marche, puis le gonflement constituent les signes principaux de l'entorse.

Le brancardier doit immobiliser les parties, et si l'entorse siège au cou-de-pied, transporter le blessé.

Blessures du tronc. — Poitrine et Abdomen.

Poitrine.

Les trous faits aux vêtements et correspondant à la poitrine, l'issue de sang par la plaie, l'entrée et la sortie de l'air par la blessure, accompagnées d'un bruit de sifflement, l'issue de sang par la bouche, indiquent une blessure de la poitrine avec lésion du poumon. Ces blessés tombent fréquemment en syncope peu d'instants après l'accident. Lorsqu'on ne les trouve pas dans cet état de syncope, ils sont pâles, et respirent ordinairement avec difficulté.

Les blessures du cœur par les projectiles sont, dans la grande majorité des cas, rapidement mortelles. Elles réclament le même traitement immédiat que les autres plaies de poitrine.

Il est des blessés qui crachent du sang

après avoir été frappés à la poitrine, sans qu'il y ait de plaie (contusion du poumon). On se comporte dans ces cas comme dans les cas de plaie.

Abdomen.

Les trous faits aux vêtements et correspondant au ventre, une douleur vive dans le bas-ventre, l'issue de matières alimentaires ou fécales, l'issue d'urine, la hernie d'une anse intestinale ou d'une masse jaune graisseuse (épiploon) indiquent une plaie pénétrante de l'abdomen. — Les hommes blessés au bas-ventre présentent, portés à un plus haut degré encore que ceux qui sont atteints à la poitrine : la pâleur de la face, la contraction des traits du visage, du refroidissement des extrémités, de la tendance à la syncope.

Cou, Face et Tête.

Les blessures du cou peuvent intéresser les gros vaisseaux ou le canal aérien. Lorsqu'elles intéressent les gros vaisseaux elles réclament un secours immédiat, sans lequel le blessé est exposé à périr rapidement.

Les blessures de la face sont toujours horribles. Elles se compliquent habituellement d'hémorragies abondantes qu'arrête bien la compression. Le brancardier ne doit pas plus ici qu'ailleurs, retrancher des parties presque complètement détachées. Après les avoir lavées il les soutiendra avec les pièces à pansements.

Tête. — Si des hommes blessés à la tête, même grièvement, ont pu parfois, après quelques instants, gagner l'ambulance, soutenus ou non par un camarade, le plus grand nombre de ces blessés présente les symptômes d'une commotion grave. Ces hommes restent à la place où ils sont tombés, sans connaissance, insensibles, et cela pendant un temps plus ou moins long.

Il sort parfois des plaies des quantités plus ou moins considérables de matière cérébrale, qu'on doit laisser en place sans chercher à l'enlever. Il faut se garder également de séparer les lambeaux de cuir chevelu plus ou moins complètement détachés

Fréquence relative des blessures des différentes parties du corps (Chenu).

	En rase campagne. —	Pendant les sièges. —
Tête et face	1 sur 10	1 sur 3
Cou	1 — 112	1 — 46
Poitrine	1 — 20	1 — 12
Abdomen	1 — 40	1 — 13
Epaule et membres supérieurs	1 — 4	1 — 6
Hanche et membres inférieurs	1 — 3	1 — 4

On voit par ce tableau quelle est l'extrême fréquence des blessures des membres supérieurs et inférieurs.

Accidents les plus fréquents et les plus dangereux qui accompagnent les blessures et exigent des soins immédiats.

Commotion. -- Stupeur.

La commotion et la stupeur sont des complications *relativement* assez fréquentes des blessures de guerre. Les fractures des os des membres, étendues, produites par les balles, les éclats d'obus, les gros projectiles; les ablations complètes ou partielles de membres volumineux; les plaies contuses du tronc, de la face et surtout du crâne, les contusions graves peuvent amener dès les premiers moments de la blessure, la pâleur, l'hébétude de la face, le refroidissement des extrémités, l'insensibilité, la faiblesse du pouls, des battements du cœur et des mouvements de la respiration, l'émission involontaire de l'urine et des matières fécales.

Battre la face sèchement, mais sans force, avec un linge légèrement mouillé ; passer sous les narines un flacon d'ammoniaque, en ayant soin de le retirer de temps en temps pour laisser le blessé respirer de l'air frais ; faire des frictions un peu rudes avec la main sur la poitrine et les membres si ces parties ne sont pas atteintes, enfin, transporter avec grand soin les blessés à l'ambulance, telles sont les prescriptions que le brancardier exécutera dans les cas de commotion et de stupeur.

Défaillance. — Syncope.

La syncope est caractérisée par des vertiges; la pâleur extrême de la face, des sueurs froides couvrant le front et les tempes; l'affaissement des traits, le refroidissement des extrémités, l'insensibilité, l'immobilité absolue, le ralentissement des battements du cœur, du pouls et des mouvements de la respiration. C'est l'image de la mort, d'une mort momentanée, il est vrai, mais qu'il importe de combattre activement, car la syncope peut être le prélude de la mort réelle.

La chaleur, l'émotion, la douleur, les pertes de sang abondantes, ces causes très habituellement réunies, provoquent la syncope.

Placer le blessé dans une position horizontale, *le coucher tout de son long*, la tête abaissée, puis suivre les prescriptions déjà données à propos de la commotion et de la stupeur, telle doit être la conduite à suivre tout d'abord. Lorsque la syncope est liée à une hémorragie abondante, on liera solidement les deux membres inférieurs à leur racine jusqu'à ce que le blessé ait repris ses sens.

Malgré sa gravité, la syncope amène, cependant, *assez souvent* cet heureux résultat de faire cesser *sur-le-champ* une hémorragie des plus sérieuses dont la persistance même pendant quelques instants eût *infailliblement* amené la mort du blessé. Lorsque la syncope cesse, l'écoulement du sang peut reparaître. Il est donc essentiel qu'un des brancardiers, pendant que les autres sont occupés à relever le blessé de son état syncopal, se tienne près de la partie lésée, tout prêt à prévenir ou à arrêter une nouvelle perte de sang, qui serait bien plus grave encore que la première à cause de l'extrême faiblesse du blessé.

Mort apparente ou léthargie

La commotion, la syncope, qui, comme nous l'avons vu, se caractérisent par la diminution des mouvements du cœur, des mouvements de la respiration, portée à un haut degré ; la suspension des mouvements et de l'intelligence, l'insensibilité, le refroidissement, l'émission involontaire des urines et des matières fécales, donnent au blessé l'aspect d'un mort.

L'action du froid contribue puissamment à provoquer ou à prolonger chez les blessés l'état de mort apparente. Des hommes gelés et considérés comme morts ont pu être rappelés à la vie après 24 heures et plus de léthargie.

Les battements du cœur dans les cas de léthargie sont affaiblis, mais ils sont toujours sensibles au moins à l'oreille sinon à la main, et la respiration n'est pas complètement interrompue. Un homme, chez lequel les battements du cœur, les mouvements respiratoires semblent ne plus s'exécuter après un *examen attentif*, et chez lequel la pupille ne se contracte plus sous l'influence de la lumière, doit être abandonné par les brancardiers. C'est au médecin qui assiste aux inhumations à constater s'il y a léthargie ou mort.

Faire respirer des odeurs fortes, flageller le visage avec des linges mouillés ou le plat de la main, employer les moyens déjà indiqués à propos de la syncope et la commotion ; faire des frictions sur la poitrine ; débarrasser le blessé de tous les liens qui peuvent entraver la respiration ; pratiquer la respiration artificielle par l'élévation et l'abaissement successifs des bras qu'on porte en arrière, mouvements unis ou non à la compression de la paroi antérieure du ventre ; et si la léthargie est liée en partie au froid, à la congélation, des frictions faites successivement avec de la neige, de l'eau froide; l'ingestion de liquides alcooliques en petite quantité, quand le blessé commence à revenir à lui, tels sont les moyens auxquels il convient de recourir, avant de chercher à transporter le blessé.

Hémorragies.

Les hémorragies graves sont très fréquentes sur le champ de bataille. Elles entraînent la mort d'un très grand nombre de blessés et quand la perte de sang n'amène pas cette mort rapide, elle affaiblit l'homme et diminue les chances qu'il peut avoir de guérir. Il est donc indispensable de s'assurer le concours le plus grand possible pour prévenir un accident si fréquent et trop souvent rapidement mortel.

L'organisation régulière des brancardiers diminuera, sans doute, chez nous, la fréquence de cet accident ; mais nos collègues se multiplieraient-ils plus encore (si c'était possible) qu'ils l'ont fait jusqu'ici ; les brancardiers seraient-ils des mieux exercés que cet accident ne se présenterait encore que trop souventavec son haut degré de gravité. *Pour atteindre l'idéal réalisable, il faudrait encore que chacun soit capable de se porter directement secours.* Les comptes rendus des guerres sont pleins des histoires de vieux soldats qui ont survécu à des blessures de gros vaisseaux sanguins ; semblables blessures eussent infailliblement et rapidement amené leur mort, s'ils n'avaient bien su ce qu'il leur fallait faire sur-le-champ.

Le suintement sanguin qui s'écoule d'une plaie, à moins qu'il ne soit persistant, ou quelque peu prolongé, ne prend pas le nom d'hémorragie.

Lorsque le sang qui sort d'une plaie, provient d'une artère, il s'échappe habituellement en jets saccadés plus ou moins volumineux suivant l'importance du vaisseau ouvert. Le jet est parfois lancé à grande distance. Ce sang est rouge.

Une compression établie vers le cœur un *peu au-dessus* de la blessure sur le trajet du vaisseau *arrête habituellement l'écoulement du sang*. Cette compression, alors même qu'elle est assez énergique pour effacer le canal de l'artère, *peut aussi être insuffisante* et le sang continuer quand même à couler. *Il faut alors comprimer directement dans la plaie.*

La blessure des veines donne lieu tantôt à un jet continu, et plus ou moins fort de sang noir. D'autres fois ce sang sort en bavant à l'encontre de ce qui arrive pour les artères. Une compression appliquée sur le trajet du vaisseau *au-dessus* de la blessure, vers le cœur, *augmente l'écoulement.*

Une compression *au-dessous* de la blessure, c'est-à-dire, vers la périphérie du corps, arrête habituellement l'hémorragie. Si la veine est un peu volumineuse, cette compression peut être insuffisante. *Il faut encore comprimer dans la plaie.*

Une autre raison commande la compression dans la plaie des grosses veines du cou, de l'épaule sectionnées. C'est le danger de l'introduction de l'air dans leur cavité, et de là dans le cœur, accident qui entraîne rapidement la mort du blessé.

Généralités sur le traitement des hémorragies.

En présence d'un blessé, qui perd du sang en abondance, un brancardier doit *se porter en toute hâte sur l'artère principale du membre et la comprimer.*

De deux choses l'une : l'hémorrhagie s'arrête ou elle ne s'arrête pas.

Si elle s'arrête, on s'attache à remplacer, par des moyens mécaniques, les doigts qui ne pourraient exercer la compression pendant tout un transport.

Si elle ne s'arrête pas, il faut, de plus, comprimer le ou les vaisseaux ouverts *dans la plaie avec le doigt* appliqué sur leur trajet connu, *mais en ayant soin de porter toujours ce doigt d'abord sur la partie la plus inférieure de la plaie* (oblitération du bout périphérique de l'artère ou de la veine), si la plaie a des dimensions plus étendues que le doigt. — On remplacera ensuite, le plus tôt possible, le doigt par un autre moyen que nous indiquerons.

Manœuvre. —En face d'un blessé qui perd du sang, *il ne faut pas perdre une seconde.* On peut dire que; dans ces cas, *l'assistant tient la vie du blessé dans ses mains.* C'est pour assurer ce secours *immédiat* qu'on prendra les dispositions suivantes : 1° Pendant qu'un des brancardiers se porte vers la racine du membre pour jeter la main sur l'artère principale, un 2e brancardier se place au niveau de la plaie, et y porte son doigt indicateur.

Lorsque le brancardier (n° 1) placé à la racine du membre a remplacé son poing, ses doigts par un compresseur mécanique(1), le brancardier (n° 2) retire lentement *et à peine* son doigt ou ses doigts de la plaie. S'il vient du sang en abondance, ce dernier enfonce à nouveau dans la plaie son doigt ou ses doigts à la profondeur voulue pendant que le brancardier n° 1 s'assure que son compresseur est juste sur le trajet du vaisseau. S'il était à sa place il le serre un peu plus.

Ces précautions prises par les brancardiers n° 1 et n° 2, le brancardier n° 2 pré-

---

(1) *Il est peut être utile de dire que pendant qu'on remplace le poing par le compresseur, on ne doit pas abandonner un instant l'artère. Ce compresseur sera appliqué au-dessus du poing, qu'on pourra au besoin glisser de haut en bas, mais sans le soulever.*

pare de sa main libre ce qu'il lui faut pour remplacer ses doigts, ou bien il le fait préparer, puis il retire à nouveau lentement son doigt. Qu'il s'écoule encore ou non du sang de la plaie, il la bouche, comme nous le dirons, avec une compresse bourrée de charpie.

Ces manœuvres sont plus simples encore à exécuter qu'à décrire. Leur importance veut que les brancardiers les sachent sur le bout du doigt.

La conduite que nous venons de préciser n'est bonne que pour les membres. Au cou (carotides, sous-clavière) on ne doit pas comprimer à distance, mais *comprimer directement dans la plaie avec un doigt ou avec deux doigts*, et cela sur le trajet des vaisseaux, jusqu'à l'arrivée du chirurgien *appelé sur-le-champ*. En son absence on conduira le blessé au poste de secours, le brancardier maintenant toujours son doigt dans la plaie. Ce n'est que dans le cas où cette compression digitale directe serait absolument impossible à soutenir qu'on la remplacerait par le tamponnement de la plaie. Nous en reparlerons.

Pour les hémorragies des membres, nous n'avons pas parlé de la nécessité d'appeler le chirurgien sur-le-champ. En fait, dans toute hémorragie grave, quel que soit le siège de la blessure, il faut toujours l'appeler immédiatement. Mais c'est *surtout dans les plaies des gros vaisseaux du cou* que son intervention immédiate est surtout nécessaire, parce que, dans ces cas, la compression à distance si facile, ailleurs, à appliquer et à maintenir est là incertaine.

Il vient d'être question de la conduite à tenir en cas d'hémorragie abondante. Il nous reste à parler du rôle du brancardier dans les cas où l'écoulement du sang est peu considérable et ne répond pas exactement au trajet d'un gros vaisseau. Une légère compression exercée par les pièces de pansement, au niveau et au pourtour de la plaie suffit pour l'arrêter.

Moyens d'arrêter les hémorragies.

Nous venons de parler d'une façon générale des moyens à utiliser dans les cas d'hémorragies, il nous reste à insister sur leurs formes et leur mode d'emploi.

1° *Compression à distance.*

a. *Compression digitale indirecte.* — La compression digitale à distance se fait, soit avec le pouce appliqué sur l'artère, le reste de la main prenant un solide point d'appui sur la face opposée du membre, soit avec les quatre derniers doigts placés sur le vaisseau, le pouce prenant appui sur le côté opposé du membre (*Fig.* 2). Celui qui comprime un vaisseau se place de côté (*membres supérieurs et inférieurs*) en avant ou en arrière.

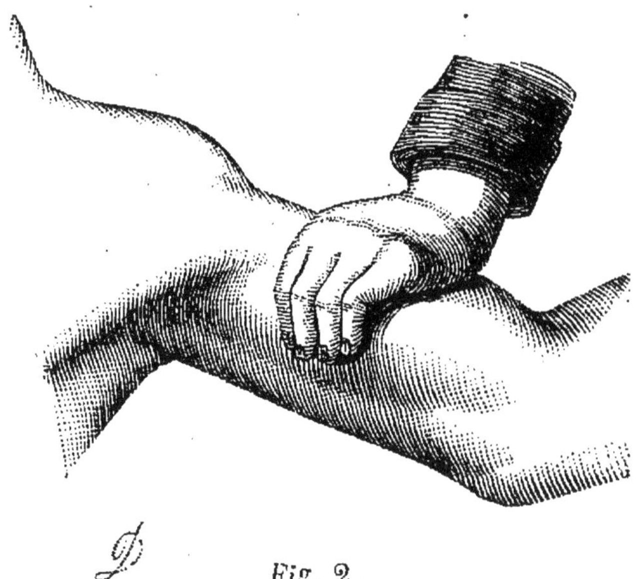

Fig. 2.

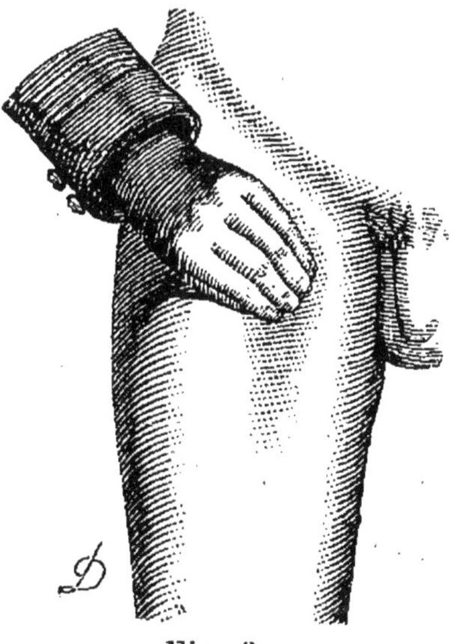

Fig. 3.

La compression doit toujours être faite perpendiculairement à la surface de la peau et par le fait *perpendiculairement au plan osseux contre lequel on doit aplatir l'artère.*

Pour le *membre inférieur* le lieu d'élection de la compression cor-

arrêter le cours du sang dans une artère (*Fig.* 6).

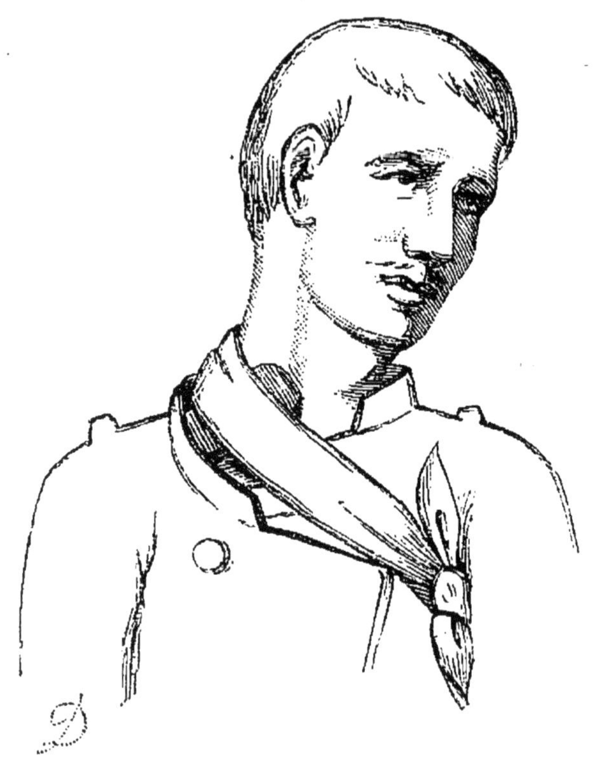

Fig. 6.

Compression de la sous-clavière par un globe de bande.

Cravate de Mayor. — Un des moyens mécaniques de compression des plus simples et des plus expéditifs est la cravate de Mayor.

Au milieu de la cravate du blessé, ou d'un mouchoir, on fait un ou deux nœuds bien serrés. On applique ces nœuds comme une pelote sur le trajet de l'artère. On fait avec la cravate le tour du membre et si c'est possible, après l'avoir ramenée sur le nœud

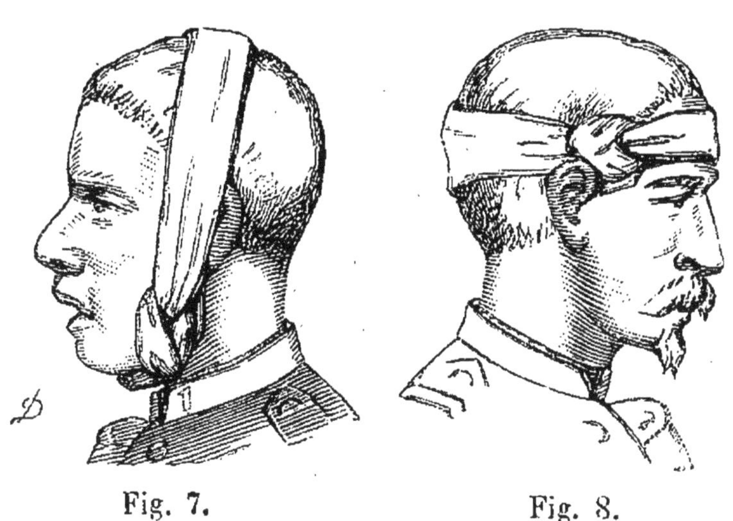

Fig. 7. Fig. 8.

pour la mieux fixer, on en noue les deux extrémités (*Fig.* 1, 7, 8).

Garrot. — On entoure la racine du membre d'un lien circulaire, mouchoir triangulaire, cravate. On glisse au-dessous de lui un bâtonnet en un point opposé à l'artère et on tord le lien jusqu'à ce que tout écoulement de sang soit arrêté. Cela fait on attache le bâtonnet avec les bouts libres du lien ou en engage au-dessous de lui une de ses extrémités. C'est là le garrot réduit à sa plus simple expression.

Avant d'appliquer le lien circulaire, il est

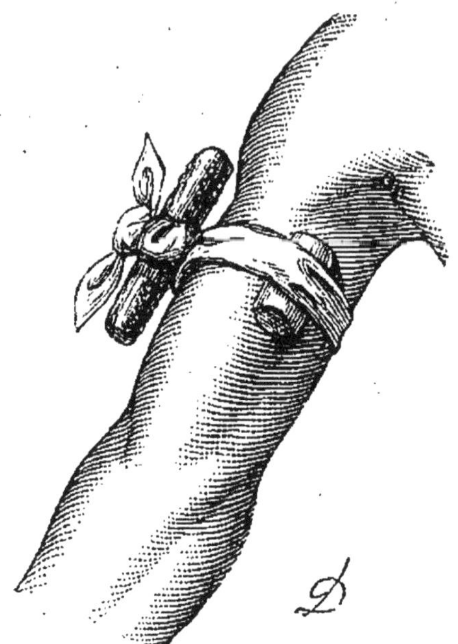

Fig. 9.

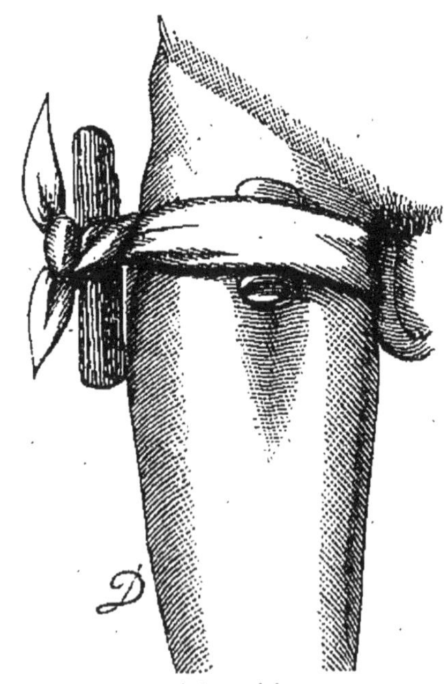

Fig. 10.

bon de placer à la face interne du membre, sur le trajet approximatif de l'artère une bande, un mouchoir plié en plusieurs doubles. On rentre alors dans les moyens compresseurs déjà décrits (*Fig*. 9, 10).

Compresseurs à pelote.— Il en est de différentes sortes, les plus simples se composent d'une pelote qu'on applique sur le trajet de l'artère et d'une lanière élastique attachée à la pelote. Après avoir entouré le membre, la lanière est fixée à une boucle que porte la pelote (*Fig*. 11, 12).

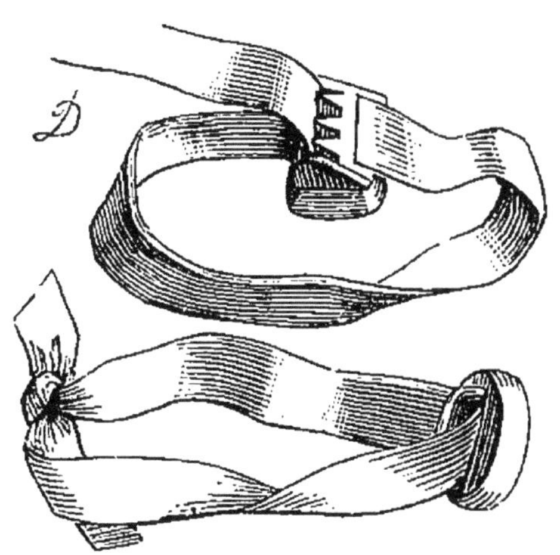

Fig. 11 et fig. 12.
Compresseurs anglais et français.

Ces bandages ne bornent pas leur action au point directement comprimé. Ils l'étendent à toute la circonférence du membre. On peut leur reprocher de déterminer des douleurs plus ou moins vives, de provoquer l'engorgement du membre, des hémorragies veineuses. La compression directe, dans la plaie, qu'on leur associe toujours, prévient les hémorragies; l'engorgement n'est que temporaire comme l'emploi du moyen; la douleur n'est rien en comparaison de la gravité de l'hémorragie.

Compresseur à baguettes. — Il se compose lorsqu'on veut comprimer l'artère du bras, de deux baguettes de bois, lisses, arrondies, de la grosseur du pouce et de deux travers

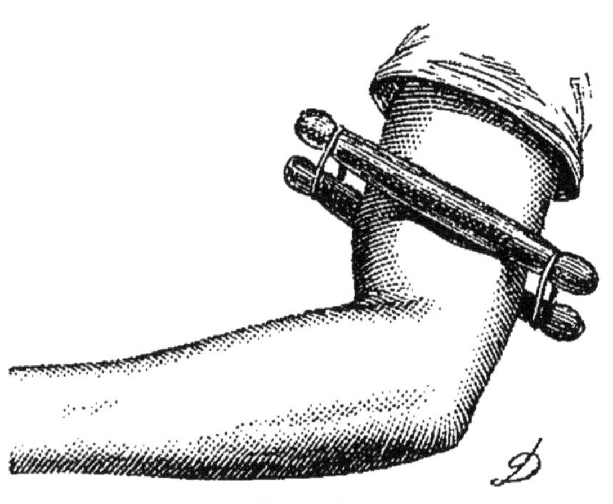

Fig. 13.

de main de long. Ces deux morceaux de bois sont d'abord reliés, à une de leurs extrémités, par un bout de bande, de ficelle, une compresse.

Cela fait, on applique une des barrettes de bois contre la face du membre répondant à l'artère, l'autre est appliquée sur le côté opposé du membre. Les deux bois sont enfin

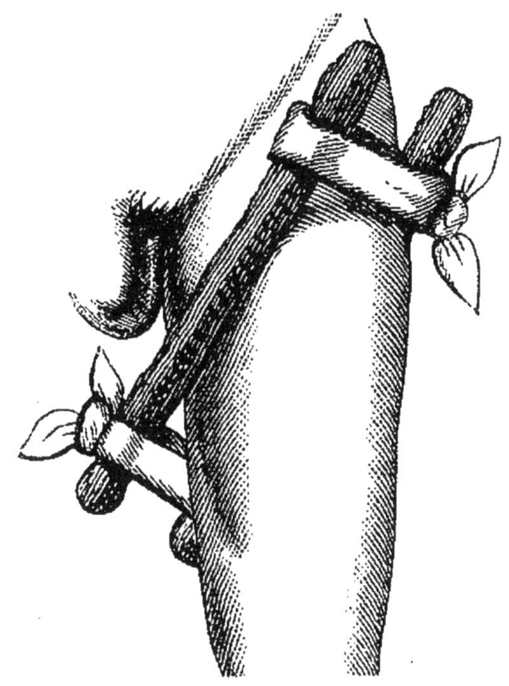

Fig. 14.

serrés à leurs extrémités libres sans cependant exercer de pression exagérée (*Fig.* 13).

Avec un appareil semblable, mais formé de pièces de bois plus longues et plus fortes, on peut comprimer l'artère principale du membre inférieur, moins efficacement cependant que l'artère principale du bras (*fig.* 14).

Ce compresseur très simple, ne comprime

pas toute la circonférence du membre, et n'exige pas du brancardier une connaissance précise du trajet de l'artère (1).

2° Compression directe dans la plaie.

a. *Compression digitale directe.* — Ce moyen consiste à porter directement un ou deux

---

(1) *Nous devrions ici mentionner tous ces nombreux moyens compresseurs, car il est utile que les brancardiers, les officiers et les soldats les connaissent, mais, de tous, le meilleur, à notre avis, c'est le compresseur à pelote, en supposant, bien connu, cela s'entend, le trajet des principaux vaisseaux. Nous désirerions de toutes nos forces en voir chaque homme muni, aussi appelons-nous sur ce point toute l'attention de l'autorité supérieure. Toujours en possession de cet appareil, qui lui prouverait la haute sollicitude que lui portent ses chefs, le soldat serait forcé d'en bien connaître l'emploi. Un morceau de liège de 5 centimètres de long, large de 4, épais de 2, aux faces légèrement taillées en biseau de haut en bas, et aux angles légèrement arrondis, recouvert sur sa face la moins étendue, d'un morceau de flanelle un peu épaisse, puis d'une enveloppe totale de peau de daim ; un ruban de fil résistant, large de 3 centimètres et long de 65 à 70 centimètres, dont une des extrémités, après avoir entouré le coulant d'une forte boucle se fixerait sur un des longs bords de la face la plus étalée de la pelote ; ces éléments d'un prix insignifiant constitueraient cet appareil qni, malgré sa simplicité, rendrait les plus signalés services.*

doigts dans la plaie, à la profondeur voulue, et à comprimer l'artère. *Le blessé devrait toujours savoir établir le premier cette compression.*

Tamponnement. — Pour pratiquer le tamponnement on remplace le doigt placé dans la plaie par une première boulette de charpie. Pendant qu'on la maintient, on en glisse une seconde plus volumineuse, puis une troisième, jusqu'à ce que la plaie soit remplie de charpie de son fond à sa surface. On étale ensuite un peu de charpie au pourtour de la plaie, on la maintient avec des com-

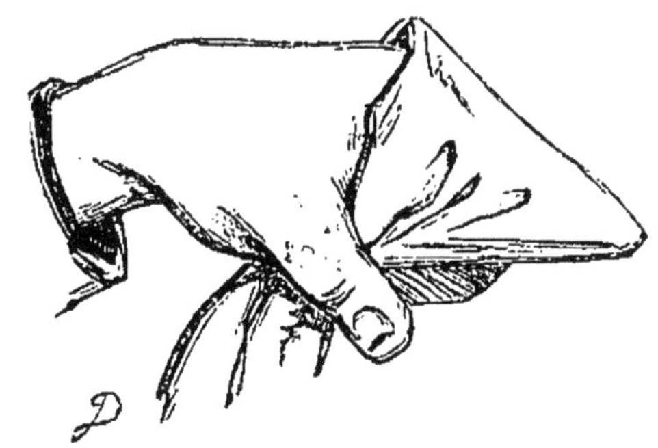

Fig. 15.

presses épaisses, et le tout est fixé solidement par un mouchoir, une cravate, une bande faisant le tour du membre.

Surtout quand la plaie est un peu étendue, nous préférons l'emploi du procédé suivant, *plus méthodique :* On maintient déprimé en doigt de gant, à l'aide d'un ou de deux doigts, le centre d'une compresse, qu'on enfonce dans la plaie. Le cul de sac formé est ensuite rempli de boulettes de charpie, et le tout maintenu par un mouchoir, une cravate, une bande (*Fig.* 15).

Moyens adjuvants. — Le repos, l'emploi de liquides froids ou glacés, imbibant les pièces du pansement qui obturent la plaie, la position du membre, extension forcée du membre inférieur, flexion forcée de la jambe sur la cuisse pour arrêter les hémorragies du pied et de la jambe, flexion forcée de l'avant-bras sur le bras, ou au contraire extension forcée pour arrêter les hémorragies liées aux blessures des artères de la main et de l'avant-bras; la charpie saupoudrée de poudres hémostatiques tels que la colophane, l'alun, ou imbibée d'avance de perchlorure de fer, constituent à titre d'adjuvants du tamponnement et de la compression à distance de précieuses ressources (1).

---

(1) *Nous ne voudrions, pour notre part, ne voir employer le perchlorure de fer qu'avec de très grands ménagements. On n'est que trop porté à en faire abus. Il salit les plaies, les irrite, surtout lorsqu'il est abandonné à des mains non chirurgicales, rend les recherches ultérieures des vaisseaux difficiles et inspire souvent une trompeuse sécurité au chirurgien.*

CHAPITRE IV.

DES MOYENS DE TRANSPORT. — LEUR EMPLOI.

Des brancards. — Brancards à roues. — Brancards improvisés. — Des cacolets et des litières.

Des brancards.

Il en existe de nombreuses variétés, mais ils se ressemblent presque tous.

Nous n'aurons en vue ici que le *brancard réglementaire*, qui est d'ailleurs un des meilleurs. Il réunit, en effet, les avantages d'être solide, peu lourd, facile à monter et à démonter.

Avant de parler de sa manœuvre disons quelques mots des *brancards improvisés* et des *brancards à roues*, des *cacolets et litières.*

Brancards improvisés.

La guerre a ses situations imprévues; les chirurgiens des corps peuvent *se voir forcés*, à leur regret, pour augmenter leur matériel ou remplacer un matériel absent, d'en créer un de toutes pièces.

Les civières des fermes garnies de paille; deux perches de cinq à six pieds de long, passées dans un sac à fond décousu, dans une paillasse vidée et réunies à deux traverses clouées ou solidement ficelées; le même cadre de deux longues perches et de deux traverses couvert d'un manteau, de bandes doubles rapprochées et croisées; d'une toile de tente, de paille cordée ou tressée (Mayor), deux perches enroulées de chaque côté d'un manteau ou d'une couverture qu'on fixe contre les montants aux quatre angles et sur leur longueur, par des bouts de bande, de ficelle, des courroies; tous ces brancards extemporanés pourront, dans certaines circonstances particulières, servir à relever les blessés les moins gravement lésés, et même en cas de nécessité les blessés les plus gravement atteints.

Brancards à roues.

Employés pour la première fois en 1864, ces brancards à roues n'ont pas donné les résultats qu'on en attendait. L'expérience qu'en ont faite les Allemands pendant la guerre de 1870-71 n'a pas été favorable à ce mode de transport pourtant fort rationnel. Ce n'est pas ici le lieu d'insister sur les avantages et les inconvénients des brancards à roues. Nous nous contenterons de dire que leur manœuvre est très simple, qu'elle consiste : 1° dans l'assemblage de deux roues;

2° ensuite dans le chargement du brancard chargé sur la monture roulante.

Des cacolets et des litières.

Les cacolets et les litières, que nous avons eu le tort d'employer en rase campagne, ont rendu de grands services et en rendront encore pour le *transport dans les montagnes*. Les cacolets sont des fauteuils destinés à être accrochés par paire au bât d'un mulet.

Les litières sont des couchettes en fer que l'on suspend par paire au bât d'un mulet; les blessés y sont couchés, la tête dirigée en avant et le corps mis à l'abri des intempéries par un rideau placé sur un cerceau mobile ; les blessés qui peuvent être chargés sur les cacolets s'y installent habituellement sans le secours d'un aide. Dans le cas contraire, il faut les aider à monter ou les y porter ; leur installation exige alors quelques précautions : un homme fixe le cacolet sur lequel doit être placé le blessé, directement ou indirectement, en exerçant une contre-pression sur le cacolet opposé ; deux autres hommes saisissent le blessé entre leurs bras et le déposent avec douceur sur le siège de ce fauteuil où ils le maintiennent assis avec la ceinture de cuir passée autour de son corps. On place de même un autre blessé sur le second siège.

Lorsque les deux hommes présentent une

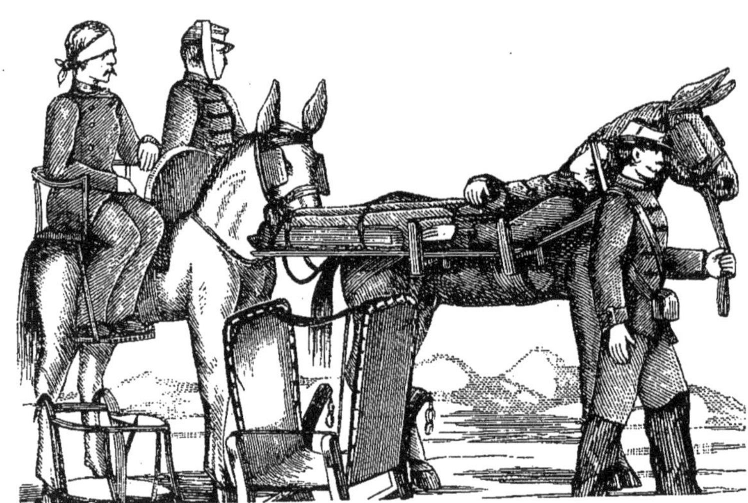

Fig. 16. — Litières et cacolets vides et chargés.

grande inégalité de poids, on rétablit l'équilibre en ajoutant du côté le moins lourd un sac, des armes ou tout autre objet.

Les litières sont destinées aux hommes atteints de fracture des membres inférieurs ou d'autres lésions très considérables.

Lorsqu'on a à placer un blessé sur une litière, on le charge comme sur un brancard, puis on accroche enfin la litière au bât du mulet (1).

Montage du brancard. — Départ du brancardier.

Le brancard se compose de deux tiges de bois solides appelées *hampes* et d'une toile résistante représentant un carré allongé fixé sur les hampes. L'écartement des hampes est maintenu par des barres de soutien.

Manœuvre de montage. — Précautions préliminaires.

Les brancardiers se rangent par groupes

---

(1) *Nous croyons inutile d'insister ici sur les précautions à prendre pour le chargement et le déchargement des blessés. Ces manœuvres techniques se trouvent décrites dans le* Règlement sur la conduite des voitures et mulets de bâts, *et pourront être enseignées en présence des chefs des détachements du train par les médecins des corps.*

de deux hommes; les deux hommes de chaque groupe se placent à trois pas de distance l'un de l'autre, et chaque groupe se sépare de l'autre de la distance de deux pas environ.

Le brancardier de l'avant prend le n° 1, le brancardier de l'arrière le n° 2; les brancardiers de réserve n°s 3 et 4, se placent la face tournée vers la voiture à un pas en arrière du brancardier n° 2.

Les brancardiers n° 1 se tiennent à deux pas de la voiture et reçoivent chacun un brancard. Sitôt qu'ils l'ont reçu, ils s'apprêtent à le monter.

Manœuvre. — Au commandement de *montez*, le brancardier n° 1, maintenant de son côté la têtière du brancard, présente l'autre extrémité au brancardier n° 2. Cela fait, chacun d'eux se fendant de la partie droite, déboucle les bricoles, déroule celle placée de son côté, dégage en la déroulant l'extrémité de la hampe, et se place la bricole en travers sur le cou.

Saisissant de chaque main les hampes, les brancardiers déploient le brancard, ils le relèvent de droite à gauche, puis fléchissant en même temps sur les deux jambes, ils appuient l'extrémité des hampes sur leurs cuisses afin de maintenir le brancard et de prévenir sa chute.

Chacun d'eux redresse ensuite les pieds

du brancard, les fixe contre les barres d'arrêt, fait pivoter la barre de soutien placée de son côté et engage l'extrémité échancrée sous le tenon d'arrêt fixé à la hampe opposée.

Le brancardier n° 1, en redressant les pieds du brancard placés de son côté a soin d'engager leur extrémité supérieure dans les angles garnis de cuir de la têtière.

Le brancard, solidement dressé, est placé à terre sur les pieds.

Les brancardiers se placent ensuite entre les hampes du brancard, et assujettissent les bricoles sur leurs épaules.

Au commandement de *levez*, prononcé par le brancardier n° 1, les deux brancardiers fléchissent sur les jambes, engagent les hampes dans les anneaux de la bricole, saisissent les extrémités des hampes de

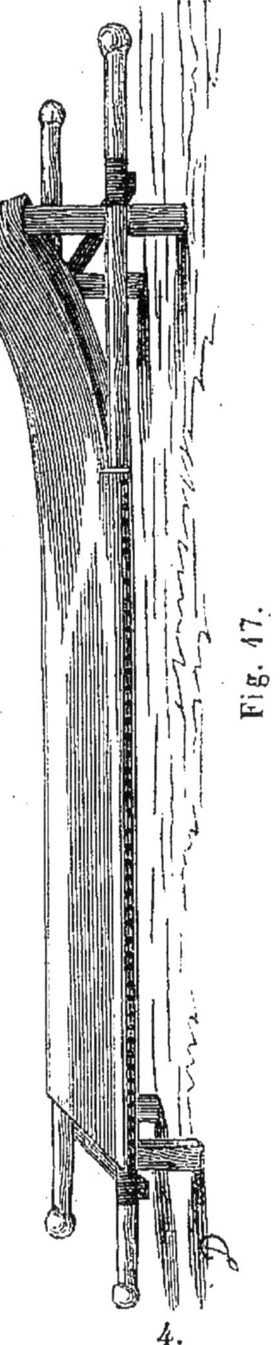

Fig. 17.

chaque main et se redressent ensemble (1).

Au commandement de *marche*, prononcé par le brancardier n° 1, les brancardiers 1 et 2 rompent le pas et les brancardiers de réserve 3 et 4, se placent de chaque côté du brancard.

Arrivée près du blessé. — Avant que les brancardiers 1 et 2, porteurs du brancard, ne soient arrivés près du blessé, les brancardiers 3 et 4 l'ont déjà atteint. Ils se sont assurés du siège de la blessure et ont déjà pu, avant que leurs camarades ne les aient rejoints, donner quelques-uns des soins les plus urgents.

Lorsque les brancardiers 1 et 2 arrivent à proximité de l'homme, le n° 3 ou 4 crie *à gauche* ou *à droite* suivant que la blessure correspond au côté gauche ou au côté droit. Le brancard est alors dirigé *parallèlement à l'homme* et au commandement de *posez* (br. n° 1), il est déposé *à un bon pas de distance.* On se réserve ainsi assez de place pour circuler autour du blessé.

Cette façon de procéder nous paraît préférable à celle qui consiste à placer le bran-

---

(1) *Les détails des manœuvres, du montage et du démontage du brancard ont été empruntés à une théorie qu'on utilise à l'hôpital du Val-de-Grâce pour l'instruction des infirmiers brancardiers.*

card en tête. Le trajet à parcourir est moins long et les brancardiers ont ainsi moins de tendance à se porter du côté blessé, gênés qu'ils sont par le brancard.

Le blessé ne se trouve pas toujours, loin de là, dans les conditions à recevoir directement les premiers soins. Tantôt il est couché la face contre terre, le nez et la bouche dans la boue d'un fossé, d'une flaque d'eau, dans une mare de sang; tantôt il est couché au milieu de cadavres, plus ou moins recouvert par d'autres blessés, des chevaux, des débris de toutes sortes. Il faut alors le dégager avec grand soin, lui nettoyer la bouche, le nez, relâcher les objets d'équipement ou de harnachement qui le maintiennent et le compriment avant de songer à faire autre chose.

A propos des accidents immédiats qui compliquent les blessures, *commotion*, *syncope*, *hémorragies*, nous avons dit ou nous dirons quels sont les soins à donner aux blessés qui présentent ces complications. Nous n'y reviendrons pas ici, et nous ne parlerons que de la *soif* du blessé.

A boire ! Tel est le premier cri que poussent le plus grand nombre des blessés. C'est que toute perte de sang un peu abondante, amène inévitablement la soif. Or, presque toutes les blessures se compliquent d'une hémorragie immédiate plus ou moins sérieuse.

La difficulté de renouveler sa provision d'eau, *la constatation d'une blessure de l'abdomen*, sont les seules conditions qui puissent empêcher les brancardiers de satisfaire complètement le blessé.

Recherche des blessés.

L'exploration du champ de bataille, doit s'étendre aux fossés, aux champs couverts de récoltes, aux buissons, aux talus, aux vignes, aux bois, aux maisons, en un mot à tous les accidents de terrain vers lesquels le blessé peut s'être traîné pour se mettre à l'abri de nouvelles atteintes. Pendant la nuit, les brancardiers allumeront leur lanterne et chercheront, par des cris répétés à intervalles réguliers, à se faire entendre et appeler.

M. de Beaufort a émis l'idée de munir chaque soldat d'un sifflet suspendu à l'un des premiers boutons de sa tunique. Nombre de blessés qui ne peuvent ni se mouvoir ni appeler, pourraient alors donner un coup de sifflet et attirer l'attention des brancardiers. C'est là une excellente idée, dont chaque homme ferait bien de faire son profit.

Chargement du blessé.

La figure 18 donne une idée suffisante de la manière la plus commode et la plus sûre de charger un blessé. Les points d'appui,

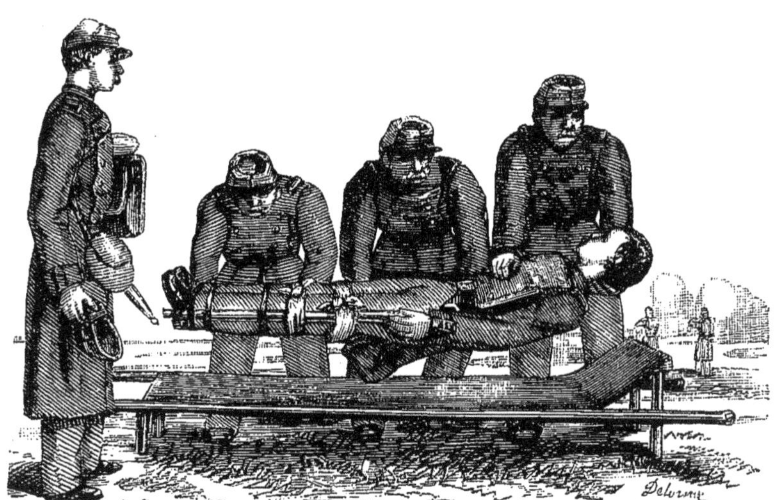

Fig. 18.

variant, comme nous le verrons plus loin, avec la partie atteinte, nous nous bornerons à donner ce simple aperçu.

Cette façon de procéder est préférable à celle qui consiste à glisser le brancard sous le blessé soulevé à une assez grande hauteur par trois hommes, l'un maintenant les membres inférieurs, les deux autres placés de champ, supportant d'une part le bassin du blessé de leurs deux mains les plus éloignées de sa tête, les deux autres mains prenant point d'appui sur son dos.

Dans certaines conditions spéciales, alors qu'il est impossible, en raison de l'irrégularité du sol, d'amener le brancard près du blessé, on peut être forcé de faire l'inverse, c'est-à-dire de porter le blessé vers le brancard. Les modes de transport à un seul homme sans brancard, à deux hommes sans brancard, que nous indiquerons plus loin, enfin la dernière manœuvre dont nous venons de parler et qui exige trois hommes, peuvent être alors employés dans ce cas.

Ces manœuvres de chargement sont aussi les manœuvres de déchargement.

Parlons de quelques précautions à prendre dans tous les chargements de blessés.

Jamais on ne doit, pour glisser un blessé sur un brancard, le saisir par la partie blessée. Le chirurgien seul peut se le permettre et encore, soit dit en passant, il fera bien de s'en dispenser le plus possible.

C'est toujours par les membres sains ou loin des parties fracturées qu'on doit prendre ses points d'appui. On ne prend jamais appui ni sur la tête ni sur les membres supérieurs.

Les manœuvres de chargement doivent s'exécuter avec le plus grand ensemble, et les brancardiers ne doivent pas perdre de vue qu'ils doivent éviter d'imprimer toute secousse au blessé, soit qu'ils le lèvent de terre, soit qu'ils le laissent reposer sur le brancard.

Le blessé sera, aussi peu que possible, soulevé de terre, soit à 20 ou 25 centimètres environ.

Jamais on ne placera avec lui sur le brancard aucune pièce d'armement, d'équipement, à moins que ces pièces ne doivent servir à l'assujettir dans une position anormale. Encore aura-t-on soin qu'en se déplaçant elles ne puissent atteindre la partie blessée.

Précautions à prendre pendant la marche.

A. — *Du pas.*

1° Au signal de *marche*, les brancardiers doivent partir chacun du pied opposé, et *rompre le pas en marchant.* Le brancardier n° 1 part du pied gauche; le n° 2 du pied droit.

Il est d'autant plus nécessaire d'insister sur ce point, que les hommes ont de la tendance à partir du même pied, comme à l'exercice.

Lorsque les deux brancardiers marchent du même pas, ils impriment au brancard une inclinaison latérale qui se répète chaque fois qu'ils posent le pied à terre, inclinaison d'autant plus prononcée que le pas est lui-même plus long.

Cette sorte de roulis que le blessé ressent douloureusement est bien atténué quand le pas est rompu.

2° Le pas doit être *régulier* et *égal*. C'est pour remplir la dernière condition qu'il faut autant que possible choisir pour le transport des hommes de même taille.

3° Le pas doit être *petit*. Le brancardier qui marche au pas ordinaire imprime à son corps un mouvement d'oscillation de haut en bas très accusé, qui se transmet indirectement au blessé, le déplace et provoque des douleurs vives en cas de fracture.

De plus, lorsqu'il prend un pas allongé, le brancardier de l'arrière surtout, s'expose à butter contre la traverse du brancard, ce qui amène de nouvelles secousses également pénibles.

Le pas doit être réduit aux deux tiers de sa longueur ordinaire (1).

---

(1) *A ce propos, Longmore fait remarquer qu'il*

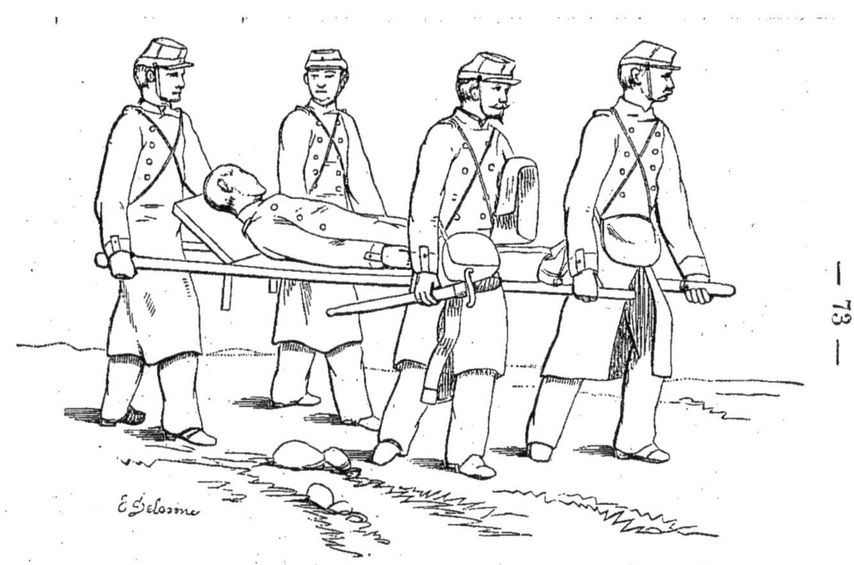

Fig. 19.

4° *Le pied doit traîner en marchant.* — A l'exercice, les membres inférieurs sont lancés en avant, en totalité. Cette marche entraîne un mouvement d'oscillation du corps très accusé. Pour l'éviter, il faut que le brancardier ne fasse plus osciller ses membres inférieurs raidis en totalité. Il doit, suivant la comparaison de Longmore, marcher comme un homme qui porterait un seau d'eau sur sur sa tête; c'est-à-dire fléchir les cuisses et les genoux, *traîner le pied*, en l'enlevant de terre juste ce qu'il faut pour éviter les obstacles du sol, et ne pas le déplier du talon vers sa pointe, mais le conduire et le poser à *plat*. Cette façon de marcher est bien plus fatigante. Qu'importe! Tout ne doit-il pas être sacrifié à l'intérêt du transporté, pour qui les moindres secousses sont pénibles et nuisibles.

---

y a au point de vue de ces mouvements d'oscillation plus de différence qu'on ne pense entre le pas ordinaire et le pas réduit d'un tiers. Quand deux brancardiers mènent un brancard, non chargé, en faisant des pas de 30 *pouces mesurés de talon à talon, le mouvement oscillatoire est de* 3 *pouces* 1/2 (8 *centimètres*) ; *avec le brancard chargé et le même pas, cette oscillation est de* 4 *pouces* 1/2 (11 *centimètres*). *Quand le pas est d'un tiers moins long* (2 *pouces*) *l'oscillation du brancard, non chargé, est de* 1 *pouce* 1/2, *et celle du brancard, chargé, de* 2 *pouces* 1/4 (5 *centimètres,* 5) *soit la moitié de ce qu'elle était avec le pas allongé.*

Afin d'habituer les hommes à donner à leur pas toutes les qualités qu'il doit avoir, il serait bon de les forcer à transporter, dès les premiers exercices, des civières sur lesquelles seraient placés des seaux plus ou moins remplis d'eau.

B. — *Du terrain égal et des obstacles.*

1° Doit-on gravir une *pente*, et les brancardiers sont-ils de grandeur différente, *le plus grand et le plus fort* devra toujours occuper l'arrière. Il pourra alors, par l'élévation plus ou moins persistante de ses avant-bras, conserver au brancard et au blessé leur position horizontale. Il pourra être également nécessaire que le brancardier de la tête abaisse autant que possible ses bras pour aider son camarade.

Pendant une descente, ce sera le brancardier le plus fort et le plus grand qui prendra la tête, toujours pour assurer l'horizontalité du brancard.

2° Si le sol est égal, il importe peu, en somme, que la face du blessé regarde le brancardier de l'avant ou celui de l'arrière; cependant, il est peut-être préférable qu'elle soit tournée du côté opposé au champ de bataille et vers le brancardier de l'arrière qui l'observera.

3° Lorsqu'ils doivent gravir une pente, monter un escalier, les brancardiers ne doivent jamais oublier de placer le brancard de telle façon que la *tête* du blessé soit *à l'arrière*; et pour descendre une pente, un escalier, de s'arranger de façon que la *tête soit toujours à l'avant*.

4° C'est surtout pour transporter les blessés sur un sol inégal qu'il est nécessaire que les brancardiers aient acquis une certaine habitude. L'abaissement, l'élévation d'une ou de plusieurs mains permettent de conserver au plan du brancard son horizontalité.

5° On doit, autant que possible, éviter tous les obstacles, clôtures solides, haies, murs, fossés. En se détournant de ces obstacles et en cherchant des issues facilement franchissables, on pourra parfois perdre un peu de temps, mais on évitera d'imprimer aux blessés des secouses bien douloureuses et des plus dangereuses. Si, cependant, le nombre des hommes tombés à la même place était un peu considérable, et le détour imposé long, on n'hésiterait pas à se frayer une voie, si cela était possible, à travers l'obstacle.

Passage d'un fossé.

Le fossé peut être : 1° assez peu large pour que les brancardiers puissent l'enjamber sans quitter le brancard ; 2° il peut être enjambé par des brancardiers libres ; 3° il est trop large pour être enjambé.

1° Dans le premier cas, il s'agit plutôt d'une grosse ornière que d'un fossé. Avant de le franchir, le brancardier de l'avant, d'un coup d'œil, s'assurera de l'endroit le plus propice pour le passage.

Il enjambera l'ornière, en s'attachant, par la souplesse de ses mouvements, à diminuer la secousse que le brancard éprouve pendant la projection et le retrait des membres inférieurs,

Si le brancardier de tête avait quelque observation à faire sur la solidité du sol, qu'il a éprouvée déjà, il ne manquerait pas d'en avertir le brancardier de l'arrière, tout en marchant..

Jamais on ne doit franchir un fossé, le brancard étant obliquement dirigé. On s'exposerait à tomber. On doit toujours l'aborder de face.

Le brancadier de l'arrière doit, avant de le franchir, étendre, autant que possible, ses bras, pour bien voir l'endroit où il doit appuyer le pied.

2° *Le fossé ne peut être directement franchi*, mais il n'est pas trop large pour être enjambé. Il est profond.

Première manœuvre. — Les quatre brancardiers sont nécessaires.

Arrivé sur le bord du fossé, le brancardier n° 1 commande *Attention... Halte...*

Posez... A ces commandements, le brancard est posé à terre sans secousse.

Les brancardiers 3 et 4, avant même que le brancard n'arrive sur le bord du fossé, ont couru en avant, déposé à terre les pièces d'armement et d'équipement qu'ils portaient, enjambé le fossé, ils se sont placés de champ, et ont pris soin que leurs pieds écartés au maximum soient *bien calés*. C'est pour remplir cette condition qu'il est préférable, en général, qu'ils les appuient directement sur le sol, plutôt que sur une pierre.

Le brancardier nº 1, sitôt qu'il est devenu libre, a sauté le fossé. Il s'apprête sur la rive opposée à recevoir le brancard.

Aux commandements de : *Attention*... *Soulevez*... prononcés par le brancardier nº 3, le brancard est saisi par les brancardiers 2, 3 et 4, soulevé à 20 centimètres de terre, et glissé *lentement*, sans secousse, divers points des hampes servant successivement d'appui (1).

Sitôt que le brancard arrive à portée du brancardier nº 1, il le saisit, mais sans tirer. Il se contente de suivre le mouvement im-

---

(1) *Ces manœuvres avant d'être écrites, ont été de point en point mises à exécution sur le terrain, grâce à l'obligeance de M. Cezary, officier-comptable en chef du Val-de-Grâce, qui a bien voulu nous en procurer les moyens.*

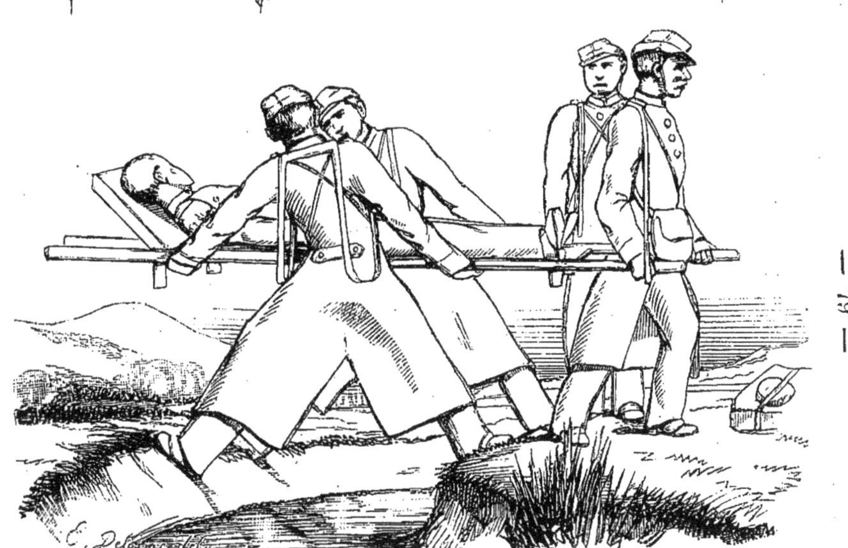

Fig. 20.

primé au brancard par les brancardiers 3 et 4.

Le brancardier n° 2 sitôt qu'il est devenu libre, saute le fossé à quelque distance du brancard, à *sa droite*.

Lorsque les pieds du brancard sont arrivés sur le bord opposé du fossé le plus loin possible, au commandement de : *Attention... posez...* prononcés par le brancardier n° 3, le brancard est déposé à terre.

Le brancardier n° 2, placé à droite, saisit alors de sa main droite la poignée de droite, de la gauche la poignée de gauche, porte son corps en arrière pour éviter que les extrémités du brancard, ne portent contre ses cuisses, et aux commandements de : *Attention... soulevez...* prononcés par lui-même, le brancard est relevé. Au commandement *marche* les brancardiers 1 et 2 continuent leur route.

Cette manœuvre est fort simple, et quand elle est bien exécutée, le blessé ne peut ressentir la moindre secousse. On fera bien de la répéter souvent sur le terrain avec une civière chargée d'un seau, ou un brancard chargé d'un homme. Elle permet de franchir un fossé large d'un mètre environ.

Deuxième manœuvre (Trois brancardiers). — Brancard déposé sur le bord du fossé.

Les brancardiers 1 et 3 prennent la place

des brancardiers 3 et 4 dans la manœuvre précédente.

Aux commandements : *Attention... soulevez... glissez...*, prononcés par le brancardier n° 3, le brancard est porté vers la rive opposée.

Le brancardier n° 2 suit les mouvements du brancard. Quand il se voit près d'être libre, si les pieds du brancard ne peuvent encore être posés à terre sur la rive opposée, il crie : *Attention, sans lâcher prise.*

Les brancardiers 1 et 3 soutiennent alors les hampes avec les deux mains *écartées le plus possible*, sans continuer le mouvement de progression.

Le brancard tenu fixe, le brancardier n° 2 saute le fossé, prend solidement point d'appui sur le sol, avec ses deux pieds écartés, l'un en avant l'autre en arrière, puis le corps et les bras penchés en avant, il s'apprête à recevoir le brancard qu'aux commandements de : *Attention... glissez...*, les deux autres lui donnent.

Quand l'arrière du brancard est arrivé sur le bord, le brancard est déposé à terre aux commandements de : *Attention... posez...* prononcés par le brancardier n° 3.

Il ne reste plus alors au brancardier de droite qu'à sauter le fossé, et à prendre sa place à l'arrière.

Nous avons supposé tout à l'heure que lorsque le brancardier n° 2 avait sauté le ossé, les pieds du brancard n'avaient pu encore être posés à terre; si le contraire avait lieu, on dépose le brancard sitôt que ses pieds de devant peuvent toucher terre sur la rive opposée, le brancardier n° 2, saute le fossé, reprend la place du brancardier n° 1; les brancardiers 1, 2, 3 soulèvent à nouveau le brancard, le glissent jusqu'à ce que les pieds de derrière débordent la rive opposée. — Celui-ci est alors à nouveau déposé puis repris.

3° *Lorsque le fossé est trop large pour pouvoir être enjambé*, les brancardiers utiliseront les moindres ressources qui s'offriront à eux pour rétrécir encore l'endroit le moins large (tronc d'un vieux saule, grosses pierres, etc.) ou bien ils les emploieront pour se faire une passerelle. Faute de ces ressources il ne restera aux brancardiers 3, 4, qu'à entrer dedans.

Arrivée au relai des voitures d'ambulance ou au poste de secours.

Lorsque les brancardiers régimentaires arrivent au relais des voitures d'ambulance, ils déposent habituellement à une distance suffisante des voitures, le brancard chargé du blessé, en reprennent un vide dans la voiture et repartent sur le terrain. Le chargement est laissé aux soins des infirmiers auxquels on fait plus souvent des théories sur ce point.

Chargement sur les voitures d'ambulance.

Nous venons de dire que le brancardier régimentaire laisse aux infirmiers de la troupe de santé le soin de charger les blessé sur les voitures d'ambulance. C'est là, en effet, ce qui a lieu d'habitude; mais lorsque le nombre des blessés est considérable, lorsque les hommes de la troupe de santé sont eux-mêmes occupés, il doit alors se charger de cette tâche. Les indications suivantes, contenues dans la *notice ministérielle du 24 novembre* 1879, lui permettront de la remplir (1).

Ire PARTIE.

VOITURE D'AMBULANCE A QUATRE ROUES DITE OMNIBUS.

La disposition intérieure de cette voiture permet de transporter des blessés assis sur des banquettes placées le long des parois latérales, ou étendus sur des brancards suspendus.

---

(1) *Cette notice accompagnait la circulaire de M. le Ministre de la guerre, qui porte la date du* 24 *novembre* 1874, *et qui est relative à la création des infirmiers et brancardiers régimentaires.*

L'une et l'autre position peut être donnée dans une même voiture, si toutefois le nombre des blessés couchés n'excède pas deux, c'est-à-dire la moitié de la voiture dans le sens vertical.

Dans ce cas, le chargement peut être de sept malades, dont deux couchés et cinq assis.

Le nombre des malades étendus ne peut dépasser quatre : deux sur le plan inférieur et deux sur le plan supérieur.

Le nombre des malades ou blessés, pouvant être transportés assis, est de dix.

Pour procéder à l'installation des blessés couchés, on prendra, au préalable, les dispositions suivantes :

Le conducteur placera sa voiture le plus avantageusement possible, pour permettre le chargement par l'arrière.

Après avoir calé les roues, il relèvera en rouleau les rideaux de toile imperméable qui forment les parois latérales de l'omnibus et fera glisser sur les tringles ceux du devant de la voiture.

Ces rideaux, ainsi relevés et repliés, seront maintenus dans les courroies à boucles.

Puis, seul ou aidé d'une infirmier, il abaissera les deux montants en fer de l'avant et de l'arrière et les fixera au plancher de la voiture, en abattant les ressorts des tenons d'arrêt dans les douilles fixées au plancher.

Il s'assurera, en outre, que les crampons sont solides et bien assujettis.

Lorsque les brancardiers, de retour du champ de bataille, arriveront près de l'arrière de la voiture, le brancardier n° 1 commandera : *Attention, halte*, puis *Posez*.

Les deux porteurs poseront alors et sans secousse le brancard sur ses pieds.

On ne perdra pas de vue qu'il est toujours prescrit de laisser le malade sur le brancard qui a servi à le relever sur le terrain.

Pour *charger* un malade quatre hommes sont nécessaires (1).

Le brancardier n° 1 s'assurera si le chariot roulant sur rail est bien placé et si la chaînette est libre; puis, au commandement de : *Enlevez*, aidé d'un infirmier ou d'un des brancardiers, il soulèvera l'avant du brancard et l'élèverera à la hauteur de la voiture, de manière à placer les deux pieds du brancard dans le chariot roulant, le malade ayant la tête en avant.

Le brancardier n° 2, aidé d'un infirmier ou d'un brancardier, soulèvera en même temps et à la même hauteur l'arrière du brancard.

---

(1) *Pour nous*, dans aucun cas, *le conducteur ne doit prêter aide aux chargeurs. Dans l'intérêt des blessés, il est indispensable qu'il se tienne près de la tête de ses chevaux pendant tout le temps que dure le chargement.*

Les pieds du brancard étant engagés dans le chariot, les brancardiers n° 1 et n° 2, au commandement de : *Poussez* dirigeront doucement le brancard jusqu'à l'extrémité du rail.

A ce moment, les deux aides passant l'un par la droite, l'autre par la gauche de la voiture se porteront rapidement sur le siège et saisiront chacun la hampe du brancard en face de laquelle ils se trouveront.

Les brancardiers placés à l'arrière monteront sur le marchepied et saisiront, comme cela vient d'être dit, les hampes du brancard.

Au commandement de : *Enlevez* donné par le brancardier n° 1, les quatre hommes soulèveront à la fois et doucement le blessé, à la hauteur des crampons-supports du plan supérieur.

Ils auront le soin d'écarter, avec la main restée libre. les courroies et crampons inférieurs qui gêneraient l'opération.

Au commandement de : *Placez* les poignées des hampes seront mises dans les quatre crampons.

Après s'être assuré que le brancard est solidement suspendu, le brancardier n° 1 commandera : *Bouclez*.

A ce commandement, les quatre hommes laisseront le brancard et l'assujettiront dans les supports en bouclant les courroies de fermeture.

L'opération terminée, au commandement de : *Rompez* chacun retournera à son poste, c'est-à-dire les brancardiers sur le terrain du combat et les aides à l'arrière de la voiture.

La même manœuvre se répétera pour le deuxième blessé, qui sera placé sur le plan inférieur et au-dessous du premier malade.

Les mêmes commandements seront renouvelées et le brancard sera suspendu aux crampons du plan inférieur.

Les deux blessés couchés de la paroi latérale de droite ou de gauche étant placés, s'il n'y a plus à transporter que des malades pouvant faire le trajet assis, le conducteur ou un infirmier abattra la banquette du côté libre.

Cette banquette, étant fixée par deux verroux, se développe sur elle-même par un simple mouvement de bascule et n'a besoin d'aucune autre précaution pour être consolidée.

Les blessés monteront un à un, le plus malade le premier ; on ne placera le deuxième que lorsque le premier sera convenablement assis.

La banquette peut recevoir cinq hommes assis. Ce chiffre ne sera cependant atteint que lorsque les hommes ne seront pas gravement blessés.

Dans le cas où la voiture n'aurait à transporter que des blessés pouvant supporter le trajet assis, les deux montant en fer seront relevés au plafond et bouclés ; les deux banquettes seront abattues.

Le chargement de la deuxième banquette est identique à celui de la première.

Si la voiture ne doit transporter que des blessés couchés, on procédera, pour le second côté, comme il a été indiqué ci-dessus.

Le chargement étant complété de l'une ou de l'autre façon, le marchepied sera relevé et l'arrière de la voiture fermé.

Selon les prescriptions médicales, les rideaux des parois de la voiture seront déroulés et hermétiquement bouclés ou bien entr'ouverts.

Avant de se mettre en route, on chargera sur l'impériale de la voiture les effets de chaque malade, en ayant soin de les placer immédiatement au-dessus et dans l'ordre d'installation dans la voiture.

Les brancards qui appartiennent à la voiture seront également placés sur l'impériale et cordés ou attachés par les sangles à la galerie.

Le chargement des effets se fait au moyen d'une échelle ployante qui est placée et maintenue sous le marchepied par deux tenons en fer forgé et une courroie de fermeture.

Avant de se mettre en route, on devra s'assurer que la lanterne, placée au-dessus de la capote abritant le conducteur, est pourvue d'une quantité d'huile et de mèche suffisante pour un long trajet de nuit.

Pour procéder au déchargement des blessés couchés, on prendra préalablement les mêmes dispositions que pour le chargement.

Le conducteur placera sa voiture le plus avantageusement possible, en descendra et tiendra ses chevaux. Le brancardier n° 1 calera les roues, et si les rideaux sont fermés, il les relèvera et les repliera comme il est dit plus haut. Le n° 2 se portera à l'arrière de la voiture et abaissera le marchepied.

Cette opération terminée, deux infirmiers iront se placer sur le siège de la voiture, tandis que deux autres se tiendront à l'arrière.

Au commandement de : *Débouclez* donné par le brancardier n° 1, les quatre hommes déboucleront les courroies de fermeture des crampons supportant le brancard du plan inférieur.

A ce moment, et après s'être bien assuré que le chariot roulant sur rail est bien placé et la chaînette libre, le brancardier n° 1 commandera : *Enlevez.*

A ce commandement, le brancard du plan inférieur sera enlevé à la hauteur nécessaire pour dégager les hampes des crampons, puis posé doucement sur le fond de la voiture les deux pieds de derrière dans le chariot roulant.

Au commandement de : *Tirez*, les brancardiers n° 1 et n° 2 amèneront le brancard hors de la voiture, jusqu'à l'extrémité du rail.

Pendant ce temps, les deux autres se porteront rapidement à l'arrière et saisiront chacun la poignée de la hampe en face de laquelle ils se trouveront.

Au commandement de : *Soulevez*, les quatre hommes enlèveront le brancard de la voiture.

Puis le brancardier n° 1 commandera : *Attention, posez.*

A ce commandement, le brancard sera placé sans secousses sur les pieds.

Les deux porteurs se placeront alors entre les hampes, le brancardier n° 1 à la tête du blessé; ils assujettiront les bricoles, saisiront les poignées, et au commandement *Enlevez*, ils se redresseront simultanément.

Enfin, sur l'indication donnée par l'officier de santé de garde à l'ambulance, ils transporteront le malade à son lit, en se conformant aux prescriptions ordinaires.

La même manœuvre se répétera pour le deuxième blessé du plan supérieur.

Semblables commandements seront renouvelés et le brancard sera déposé à terre; le blessé sera ensuite transporté à son lit.

Les deux blessés de la paroi latérale gauche ou droite étant déchargés, s'il n'y a plus à faire sortir de la voiture que des malades assis, un infirmier se placera sur le marche-pied pour les aider à descendre.

Les blessés descendront un à un, celui assis à l'arrière de la voiture sortira le premier; on ne déplacera le deuxième que lorsque le premier aura été remis entre les mains des infirmiers désignés pour le soutenir et le conduire à son lit.

Pendant la descente, on aura soin de ne jamais saisir les hommes par les parties blessées.

Selon que la voiture n'aura que des blessés couchés ou des malades assis, les déchargements seront identiques à ceux qui viennent d'être indiqués pour chacun des cas.

Lorsque le déchargement aura été opéré et l'impériale débarrassée des armes, sacs et effets des blessés, le conducteur et l'aide qui lui est adjoint veilleront à ce que les brancards affectés à la voiture y soient replacés, afin d'être prêts à retourner sur le lieu de l'action si l'ordre leur en est donné.

IIe PARTIE.

VOITURE LÉGÈRE D'AMBULANCE A DEUX ROUES.

L'aménagement de cette voiture ne permet de transporter que deux blessés couchés sur des brancards suspendus.

Avant de procéder à l'installation des blessés, le conducteur placera sa voiture de façon à permettre le chargement par l'arrière.

Après avoir calé les roues et placé la chambrière, il abattra le battant de fermeture de l'arrière, puis relèvera en rouleaux les rideaux de toile qui ferment les parois latérales de la voiture et fera glisser sur leur tringle ceux du siège.

Ces rideaux ainsi relevés et repliés sont maintenus dans des courroies à boucles.

Il abaissera ensuite le montant en fer et le fixera au plancher de la voiture en abattant le ressort du tenon d'arrêt dans la douille fixée au plancher.

Enfin il placera les chariots roulants sur le rail et s'assurera que la chaînette est libre.

Les brancardiers, munis de leurs brancards, se transporteront rapidement sur le lieu du combat pour rapporter les blessés; — le placement des blessés dans la voiture se fera conformément aux indications relatives aux manœuvres du chargement des blessés couchés dans la voiture d'ambulance à quatre roues.

La manœuvre se fera aux commandements indiqués déjà.

Ces préparatifs achevés, au commandement, donné par le brancardier n° 1, de : *Enlevez*, les quatre hommes soulèvent à la fois et doucement le blessé à la hauteur des crampons de supports placés au plan inférieur de la voiture, ceux de devant sous le siège et ceux de l'arrière à la partie inférieure du montant des supports en fer.

Au commandement de : *Placez*, les poignées des hampes seront mises dans les quatre crampons.

Après s'être assuré que le brancard est solidement suspendu, le brancardier n° 1 commandera : *Bouclez*.

A ce commandement, les quatre hommes assujettiront le brancard dans les crampons en bouclant les courroies de fermeture.

L'opération terminée, au commencement de : *Rompez*, les brancardiers retourneront sur le terrain du combat.

Les mêmes manœuvres et commandements seront répétés pour le deuxième blessé à placer de l'autre côté de la voiture.

Le chargement étant ainsi complété, le battant de fermeture de l'arrière sera relevé et fixé par les boulons.

Selon la température, les rideaux des parois supérieures de la voiture seront déroulés et bouclés ou bien entr'ouverts.

Les armes, sacs et effets des blessés seront chargés sur l'impériale en observant l'ordre d'installation des malades dans la voiture, c'est-à-dire en les plaçant immédiatement au-dessus de l'homme auquel ces armes ou effets appartiennent.

Les brancards affectés à la voiture seront également placés sur l'impériale, puis attachés avec des sangles à la galerie.

Le chargement des effets et des brancards se fait à l'aide de l'échelle placée dans le coffre qui se trouve à l'arrière de la voiture.

Avant de se mettre en route on devra s'assurer que la lanterne placée au-dessus de la capote abritant le conducteur est pourvue d'une quantité suffisante d'huile et de mèche pour un long trajet de nuit.

Pour procéder au déchargement des blessés on prendra préalablement les mêmes dispositions que celles qui viennent d'être indiquées pour le déchargement des blessés du plan inférieur de la voiture d'ambulance à quatre roues.

Le déchargement terminé et l'impériale débarrasée des armes, sacs et effets des blessés, le conducteur veillera à ce que les brancards affectés à la voiture y soient replacés de manière à être prêt à retourner sur le lieu de l'action si l'ordre en était donné.

Temps nécessaire pour transporter un blessé du champ de bataille au poste de secours.

Il résulte d'expériences dont le résultat a été consigné par Longmore, que pour débarrasser un blessé de son équipement et de son chargement, le charger, le transporter à la distance de 12 à 1300 mètres (lieu de secours) sur un chemin égal, il faut 26 minutes, en se relayant 8 fois pendant le trajet ; et qu'il faut 18 minutes pour revenir à vide sur le lieu du combat. Le trajet complet de l'ambulance au champ de bataille et *vice versa* réclame donc 44 minutes. Si on ajoute à ce total le temps nécessaire pour donner au blessé les secours immédiats, le plus souvent indispensables, on arrive à constater qu'il faut une heure pour transporter un blessé du champ de bataille à l'ambulance et y retourner à vide.

Une équipe de quatre hommes ne peut donc guère transporter que 12 à 15 blessés pendant une journée. Partant de cette donnée, au premier moment on pourrait croire ce mode de transport bien insuffisant, si on ne pensait au nombre considérable de blessés qui peuvent gagner l'ambulance sans réclamer l'aide des brancardiers.

Si nous insistons ici sur ce point, c'est uniquement pour montrer aux brancardiers combien il leur importe de ne pas perdre de temps, surtout lorsque l'affaire est un peu chaude.

En règle générale, ce sont les blessés qui ont eu des hémorragies graves et que la perte de sang a beaucoup affaiblis ; les hommes atteints grièvement à la tête, au cou, au tronc et aux membres inférieurs qu'ils doivent d'abord transporter. Ceux qui n'ont que des blessures des parties molles, les hommes atteints au membre supérieur qui ne sont pas profondément déprimés par la perte de sang, peuvent d'ordinaire gagner l'ambulance seuls ou soutenus par un camarade moins blessé.

Démontage du brancard.

Au commandement de : *Démontez le brancard,* les brancardiers dégagent les hampes des bricoles et en saisissent les poignées. Le brancardier n° 1 fait face en arrière.

Les deux brancardiers tournent le brancard de droite à gauche, le renversent sens dessus dessous, puis, fléchissant sur les jambes, appuient les hampes sur les cuisses.

Ils dégagent ensuite la barre de soutien du tenon d'arrêt et la couchent en la faisant pivoter le long de la hampe. Ils couchent de même les pieds du brancard.

Ils enroulent ensuite chaque hampe dans la toile du brancard, en tournant de droite à gauche pour celle de droite, de gauche à droite pour celle de gauche, tout en ayant soin de maintenir la barre de soutien et les pieds du brancard sous la toile.

Le brancardier n° 1 devra, à cet effet, maintenir avec les mains la partie de la toile formant le têtière pour l'engager de chaque côté sur les hampes.

Les hampes réunies, chacun des brancardiers engage la poignée de la hampe placée à sa droite, dans la boucle fixe de sa bricole, puis se fendant de la partie droite roule sa bricole autour du brancard replié en la tournant de droite à gauche de manière à l'employer dans toute sa longueur. Les deux bricoles sont ensuite bouclées ensemble.

Cela fait, le brancardier n° 1 tire le brancard à lui, et le place dans la voiture.

Transports à un ou deux hommes sans brancard.

Le transport au moyen du brancard est de tous le plus commode pour les brancardiers et le plus sûr pour le blessé. C'est lui qu'on doit utiliser toutes les fois qu'on le peut. Certains modes de transport à un seul homme doivent cependant être connus des brancardiers, car ils peuvent être utilisés lorsque la distance à parcourir est peu considérable, et le blessé peu gravement atteint et encore, comme nous l'avons vu déjà, lorsqu'en raison de l'irrégularité du sol, il est nécessaire de porter le blessé vers le brancard au lieu de faire l'inverse.

A. — *Transport par un seul homme.*

1° *Transport à dos.* — Le brancardier se place devant l'homme, un genou en terre, et lui tourne le dos. Il penche le corps en avant. Il se fait embrasser le cou par le patient, pendant que de ses bras portés en arrière il entoure les cuisses du blessé. Il se redresse alors. Ce dernier est chargé.

Quand le blessé ne peut s'aider, le porteur a soin, avant de se relever, de prendre point d'appui sur un bâton, un fusil, pour ne pas courir le risque d'être renversé en avant ou de côté.

Il faut pour que le brancardier puisse transporter de cette façon un homme à une certaine distance, que celui-ci puisse s'aider et qu'il n'y ait pas de disproportion de taille et de force entre le porteur et le porté.

2° *Transport à bras.* — Ce mode de transport ne peut encore être utilisé que lorsqu'on a à franchir de courtes distances, et alors que l'homme est peu blessé.

Le brancardier s'accroupit ou fléchit un genou en terre.

Le blessé entoure son cou de ses deux bras; le brancardier insinue une de ses mains sous les cuisses de l'homme et prend point d'appui avec l'autre sur son dos. Il se relève avec précaution.

Lorsque le brancardier trouve pour se relever le secours d'un de ses camarades, lorsque le blessé peut s'arc-bouter avec ses membres inférieurs contre le sol et aider le brancardier à le soulever, la manœuvre gagne en facilité et en sûreté.

3° *Transport à bras en s'aidant d'un grand*

linge. — On fera bien, quand on le pourra,

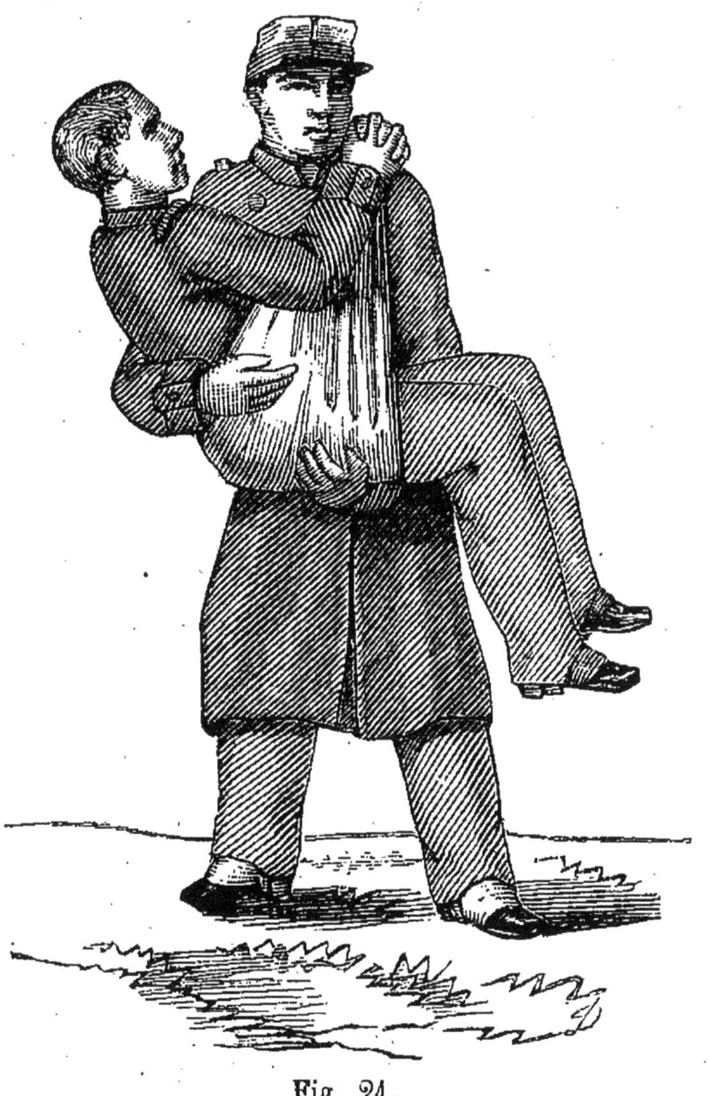

Fig. 21.

de s'aider d'une couverture, d'un manteau

de cavalerie, d'une immense écharpe. Le transport sera alors plus commode.

On glisse la couverture, en diagonale, sous le blessé, puis on en noue très solidement les deux angles. Le brancardier s'accroupit, passe son cou dans l'anneau formé, puis un de ses bras, pour que la couverture appuie, non sur le derrière du cou, mais surtout sur une épaule (*fig.* 21).

Cela fait, il insinue une de ses mains sous le bassin ou les cuisses du blessé, applique l'autre contre son dos et se relève.

Heyfelder propose le moyen suivant :

Le brancardier fixe autour de ses reins une couverture prise par un de ses côtés étroits, s'accroupit, ou met un genou en terre, la glisse sous le blessé; réunit par des nœuds bien serrés les deux extrémités libres, passe son cou sous l'anneau formé et se relève, en soutenant le blessé de ses deux mains appliquées l'une contre le bassin, l'autre contre le dos.

Le même auteur propose encore de remplacer la couverture par l'emploi : 1° d'une ceinture forte de cuir, munie de trois anneaux en fer ; 2° d'un tablier de forte toile à voile de 3 mètres de long muni de crochets de fer, qu'on append à cette ceinture. L'extrémité libre du tablier se termine en ovale et porte une ouverture assez grande pour laisser passer la tête d'un homme. Son bord est doublé de toile à voile. — Quand le tablier ne sert pas, on le porte roulé autour du corps, la manœuvre se fait comme avec la couverture.

Le premier moyen, bien plus simple, et qui est si connu des ouvriers, est préférable aux autres.

On ne peut guère transporter à bras et à dos que des blessés peu gravement atteints, que ceux qui présentent des lésions des parties molles. On peut cependant encore, à la rigueur, porter ainsi un homme atteint de fracture au pied, à la tête ; un blessé porteur d'une plaie du cou.

B. — *Transport sans brancard et à deux hommes.*

Le transport peut se faire : 1° le blessé étant assis ; 2° le blessé étant couché.

1° *Transport le blessé assis.* — Les deux brancardiers se placent, un genou en terre, face tournée contre face, de chaque côté du blessé. Ils insinuent sous les cuisses ou sous le bassin de l'homme les deux mains les plus éloignées de sa tête, et les enlacent de façon à former un siège solide sur lequel celui-ci peut sans crainte s'appuyer.

Si le blessé peut se lever, les brancardiers restent debout, et ce dernier se place de lui-même sur le siège que lui présentent ses porteurs.

Chacune des mains libres des hommes est appliquée sur l'épaule du voisin, pour que l'entrecroisement des bras fournisse un point d'appui solide à la partie postérieure du cou et de la tête du blessé.

Lorsque les brancardiers se sont ainsi disposés, celui-ci, s'il le peut, passe ses deux bras autour du cou des porteurs.

Au commandement de : *Levez*, prononcé par le brancardier nº 1, les deux hommes se redressent doucement.

A celui de : *Marche*, ils se mettent en route d'un pas régulier.

De temps en temps, ils pourront s'arrêter, déposer avec précaution le patient à terre et changer de côté.

Ce mode de transport est le plus commode des transports à deux sans brancard.

Autres moyens. — *a.* On a conseillé de faire reposer le blessé sur les quatre mains des deux brancardiers, formant sellette, pendant qu'il se soutient lui-même de ses deux bras

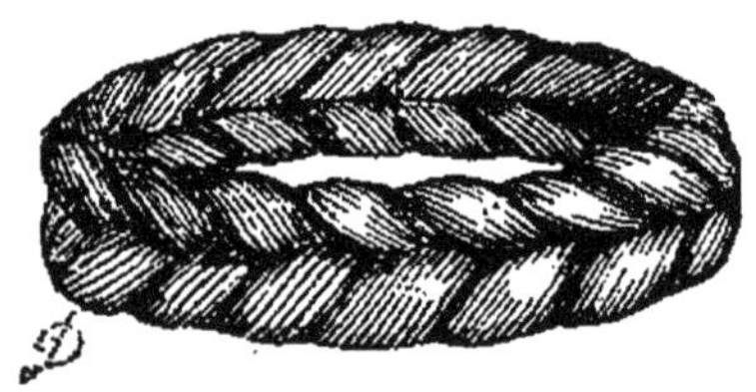

Fig. 22.

passés autour du cou des deux porteurs. Ce mode de transport est très fatiguant.

b. On a également proposé de faire reposer le siège, non sur les mains, mais sur un rond de corde, de paille tressée (*Fig.* 22). Ces moyens compliquent la manœuvre et, à notre avis, ne viennent guère en aide ni aux blessés ni aux porteurs.

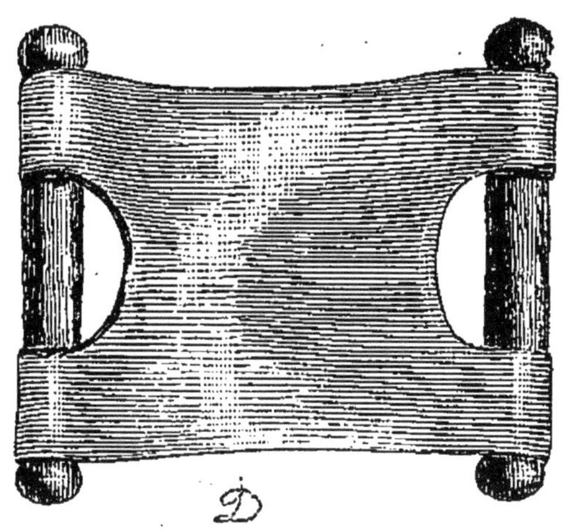

Fig. 23.

c. Un autre adjuvant bien plus pratique est constitué par une sellette en cuir ou en toile représentant un pliant sans pieds, percé de deux ouvertures vers le milieu, de la longueur des bâtons, ouvertures assez larges pour permettre le passage des mains des porteurs (*Fig.* 23).

d. Il suffit de signaler le transport par deux ou trois hommes d'un blessé placé au centre d'un manteau, d'une couverture.

e. Un moyen, bien connu et commode,

consiste à faire reposer le siège du blessé sur un fourreau de sabre-baïonnette, un fusil, une grosse branche, un manche d'outil, que les deux brancardiers tiennent de la main la plus éloignée de la tête de l'homme. Chacune des mains libres est appliquée sur l'épaule du voisin, et le blessé enlace de ses deux bras le cou des deux brancardiers.

f. Un dernier mode consiste à saisir le blessé comme dans le transport à un seul homme, l'autre soutenant la partie blessée, la tête ou les membres inférieurs. Peu commode.

2° *Transport dans la position couchée.* — Un brancardier accroupi tout près de la tête du blessé, glisse ses deux bras sous les aisselles de l'homme, et les croise sur sa poitrine; un autre se place entre les jambes du patient, auquel il tourne le dos, s'accroupit et passe ses bras sous les jarrets du blessé.

Au commandement de : *Attention, levez,* prononcés par le brancardier de tête (n° 1) les deux porteurs se redressent, et au commandement de : *Marche,* ils partent du même pied.

La tête du blessé doit appuyer, pendant le transport, sur la poitrine du brancardier de tête (*fig.* 24).

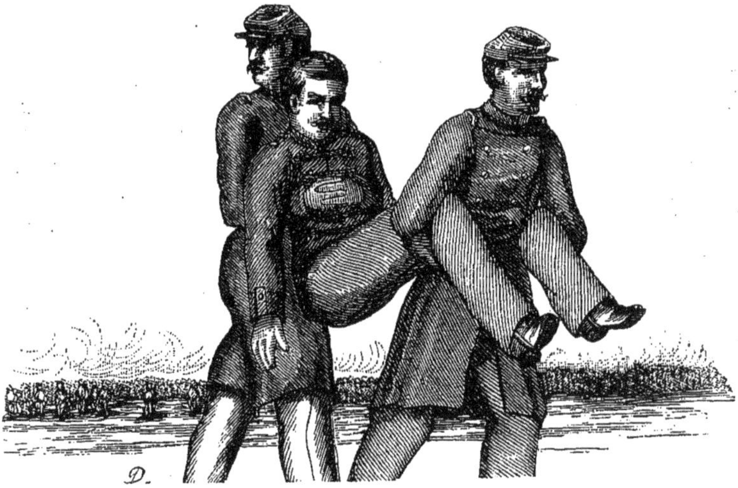

Fig. 24.

Ce moyen ne peut être utilisé que pour les blessures légères du pied, de la tête, du cou, et pour les blessures des parties molles des autres points du corps.

CHAPITRE V.

GÉNÉRALITÉS SUR LES PANSEMENTS SUR LES CHAMPS DE BATAILLE.

Indications sommaires sur les pansements.

Sur le champ de bataille, le rôle du brancardier doit se borner *absolument au strict nécessaire*. Perdre du temps, c'est exposer les blessés à de nouvelles atteintes et les priver des secours immédiats que leur état réclame impérieusement.

Aussi, le brancardier ne doit-il faire que les *pansements indispensables*. Et encore, si on doit s'attacher à les lui faire *faire bien*, on doit surtout s'attacher à les lui faire exécuter *vite, avec le moins de pièces possible et toujours avec des pièces qui s'enlèvent avec la plus grande facilité et la plus grande rapidité*. Un pansement immédiat complet, fait surtout avec les pièces ordinaires, outre que son utilité est presque nulle, impose encore au chirurgien du poste de secours, qui doit l'enlever pour se rendre compte de la nature de la blessure, une nouvelle perte d'un temps des plus précieux.

L'usage des *bandes*, dans toute la limite du possible (et cette limite s'étend très loin) *doit être proscrit*. Elles sont longues à appliquer, longues à défaire, elles se déplacent facilement et leur application ne se fait le plus souvent qu'en imprimant de nombreuses secousses au membre blessé. — Et pourtant semble-t-on jusqu'ici s'être inspiré beaucoup de ces remarques de Mayor ? Les bandes ne peuvent servir qu'à titre d'agents de compression. Employés comme liens, c'est du linge perdu.

La *charpie* ne doit jamais servir dans un pansement simplement protecteur. Un simple linge suffit. *On ne s'en servira que pour faire les tamponnements.*

Les *linges* pleins et carrés de Mayor (mouchoirs) avec lesquels on fait des triangles, des cravates, des compresseurs, des liens, doivent être les pièces *essentielles* des pansements immédiats.

Ils sont faciles à placer, non moins faciles à défaire pendant le transport ou au poste de secours, peu sujets à se déranger, rapidement appliqués, fixés sans épingles. On les trouve dans la poche du blessé, à son cou et dans son sac. Tels sont les précieux avantages de ces linges.

Ce que nous disons des linges, nous le dirons des *moyens de contention des fractures.*

A notre sens, les gouttières, les attelles des cantines, le brancardier doit à peine les connaître et plutôt pour aider à les appliquer, que pour les appliquer lui-même. Par contre il doit savoir *admirablement* et *rapidement* utiliser toutes les pièces *du vêtement, d'équipement des hommes blessés*. Mais nous verrons que l'armement et l'équipement des hommes lui fournissent ordinairement des ressources suffisantes.

Le fourreau du sabre-baïonnette, le sabre-baïonnette, le sabre de cavalerie, son fourreau; le fusil, la carabine, constituent d'excellentes attelles pour les fractures du membre inférieur. Les mouchoirs du blessé, sa serviette, sa cravate, le ceinturon, les courroies du sac, les diverses courroies du harnachement du cheval sont d'excellents liens contentifs, dont les brancardiers doivent savoir tirer tout le parti possible.

Les pansements que le brancardier a à exécuter sont :

1° *Des pansements protecteurs.* — Il ne les fera que quand il ne sera pas pressé. Ils consistent dans l'application d'un linge entourant ou recouvrant la partie blessée.

2° *Hémostatiques.* — Leur application réclame toute l'attention du brancardier, de même que 3° les *pansements contentifs des fractures*.

Nous avons parlé déjà des moyens hémostatiques, nous en reparlerons à propos des blessures des différentes parties du corps. Pour éviter des redites, nous parlerons également plus loin et successivement de l'application des pansements protecteurs et contentifs.

CHAPITRE VI.

BLESSURES DES RÉGIONS.

Le plus grand nombre des indications que nous allons donner est souvent rempli ou précisé par le chirurgien directement. En sa présence, le brancardier ne doit faire que ce qu'on lui commande. En son absence il conformera sa conduite aux règles qui vont suivre.

Blessures de la tête et de la face.

Secours immédiats. — 1° Arrêter l'hémorrhagie.

Moyens. — Rapprochement des bords des plaies ; *compression digitale directe* remplacée immédiatement par le *tamponnement* (Voy. ces mots).

Pour fixer les pièces du pansement hémostatique on utilisera la cravate, le mouchoir du blessé, un grand linge carré, et on les disposera d'une façon variable suivant le siége de la lésion.

Il suffit de jeter les yeux sur les figures ci-contre pour se rappeler la manière d'appliquer ces pièces sur l'œil (*Fig.* 25), le front

(*Fig.* 26), les tempes (*Fig.* 26), le nez

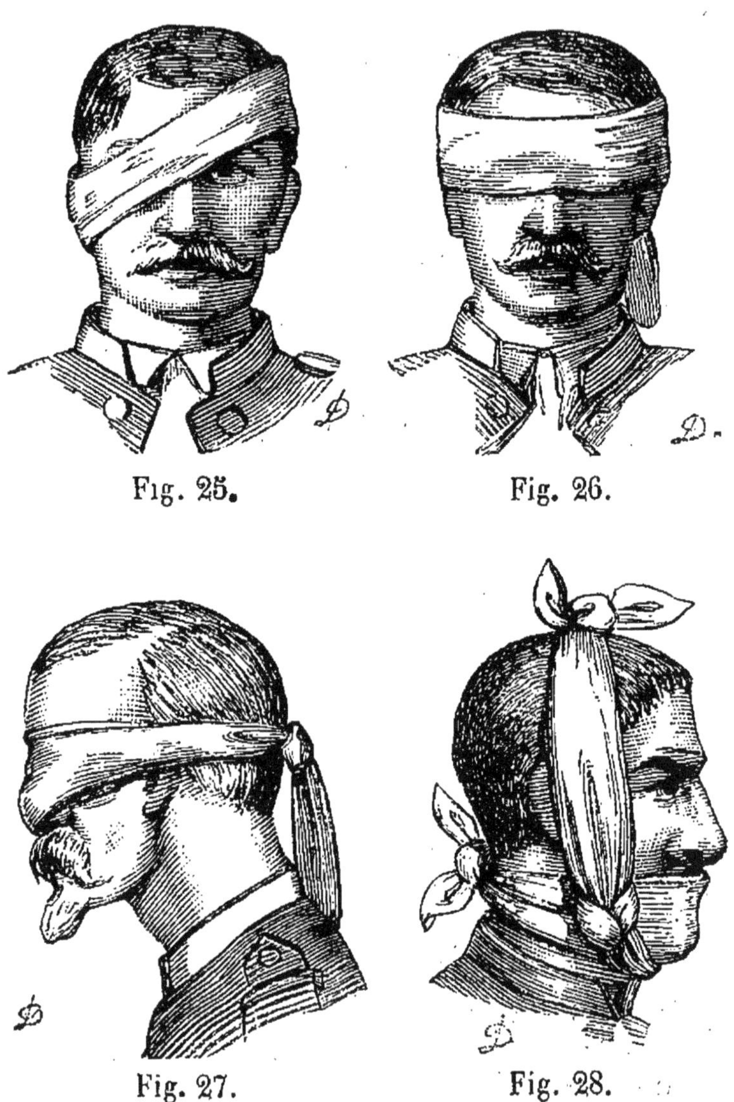

Fig. 25. Fig. 26.

Fig. 27. Fig. 28.

(*Fig.* 27), la bouche (*Fig.* 28), la mâchoire inférieure (*Fig.* 29).

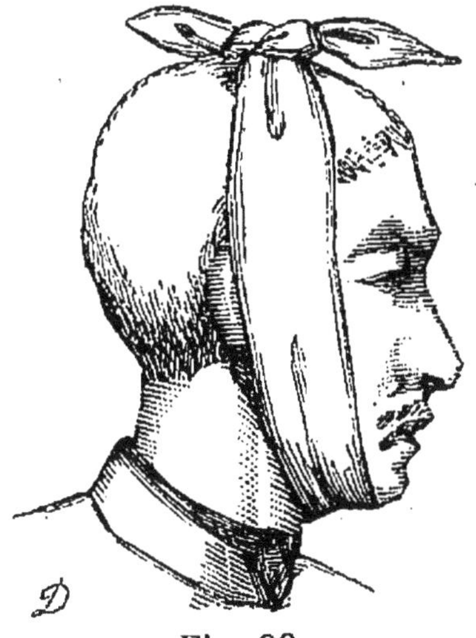

Fig. 29.

Pour le sommet ou le derrière de la tête on peut se servir d'un mouchoir fendu in-

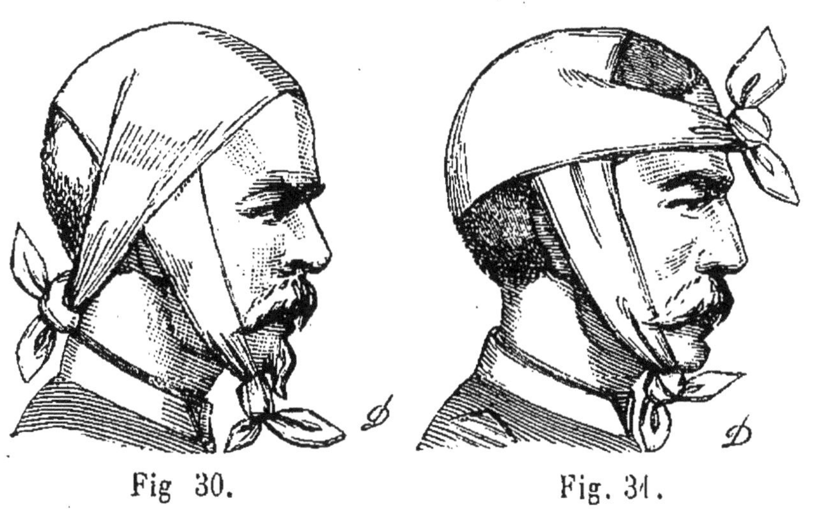

Fig 30. Fig. 31.

complètement sur deux côtés. Le centre du

mouchoir est appliqué soit sur la nuque soit sur le sommet de la tête et deux extrémités nouées sous le cou, les deux autres sur le front ou au niveau de la nuque (*Fig.* 30, 31).

On peut encore avec un mouchoir reproduire le bandage représenté par les figures 32 et 33. Le plein du mouchoir triangulaire

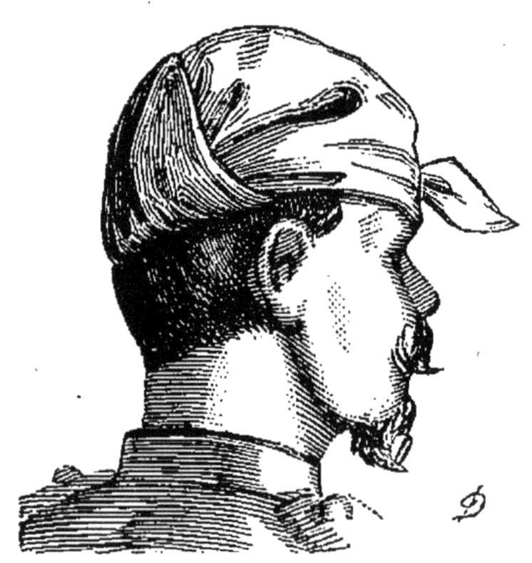

Fig. 32.

est posé sur le front; ses deux bouts portés en arrière, vers la nuque, puis ramenés en avant et noués. L'extrémité pendante est relevée et fixée.

Si la plaie répond au trajet de la temporale, on comprime en outre ce vaisseau, immédiatement en avant de l'oreille avec une cravate (*Fig.* 8), munie d'un nœud qui porte sur l'artère. Si la plaie répond au trajet de la faciale, on comprime ce vaisseau sur le maxillaire inférieur avec une cravate (*Fig.* 7

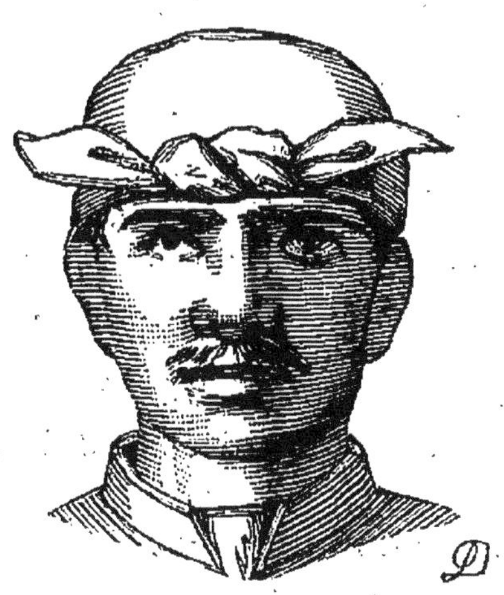

Fig. 33.

et 28) munie d'un nœud qui porte encore sur l'artère et que le blessé contribue à maintenir.

2° Relever le blessé de son état de syncope (Voy. plus haut).

Transport. — Les blessures de la tête et surtout celles de la face, n'empêchent pas toujours l'homme de marcher jusqu'à l'ambulance avec l'aide d'un brancardier où d'un camarade peu blessé qui le soutient sous le bras.

Lorsque le blessé ne peut marcher on le transporte sur un brancard.

Manœuvre du couchage du blessé. — Brancard placé tout près de lui, longitudinalement.

Le brancardier (n° 1) le saisit sous les bras.

Un autre (n° 2) le soutient sous les fesses et les membres inférieurs.

Un troisième (n° 3) maintient la tête si le blessé ne peut la soutenir. Aux commandements : *Attention*, — *soulevez*, — *glissez*, le blessé est porté sur le brancard.

Position. — Couché sur le dos, tête appuyée sur le dossier du brancard, le sac, le manteau.

Heyfelder recommande de plier le manteau de l'homme en deux, par le milieu, en forme d'U; de placer le derrière de la tête et le haut du dos entre les deux parties roulées en cylindre et de fixer le tout autour de la tête au moyen d'une pièce d'étoffe.

Transport proprement dit. — Aucune précaution particulière.

Blessures du cou.

Secours immédiats. — *Hémorrhagies.* — Lorsque la blessure répond aux *parties latérales du cou* (à la ligne qui va de l'angle de la mâchoire au point médian de sa base, approximativement) et lorsque cette blessure s'accompagne d'une *hémorrhagie* plus ou moins abondante, un brancardier *com-*

prime immédiatement avec le doigt *le vaisseau dans la plaie*, pendant qu'un autre prévient immédiatement le chirurgien. Si celui-ci ne peut se rendre auprès du blessé, et si le trajet à parcourir est peu long, on établit une *compression digitale directe*. Dans le cas contraire, on pratique la *compression directe mécanique* au moyen d'une compresse déprimée engagée dans la plaie et bourrée de charpie (Voy. *Hémorrhagies*); mais pendant qu'on enfonce la compresse et qu'on la bourre de charpie, on a soin d'établir une compression au-dessous et au-dessus de la blessure sur le trajet des vaisseaux. Le tout est maintenu au moyen de la cravate placée à l'ordinaire ou encore de la façon indiquée par la figure 34. Cela fait, on charge le blessé avec toutes les précautions possibles.

Si l'hémorragie est arrêtée au moment où les brancardiers s'approchent de l'homme, on établit, par mesure de précaution, une compression mécanique au-dessous de la blessure. S'il peut de lui-même gagner le poste de secours, on *l'avertit* en outre d'enfoncer directement un doigt dans la plaie, si du sang venait à en sortir.

b. Lorsque la blessure répond au trajet de la sous-clavière (voy. *Artères*) la conduite serait la même. Appel immédiat du chirurgien.

Pendant ce temps, compression directe dans la plaie avec le doigt.

En son absence, si la perte de sang n'a pas trop épuisé le blessé et s'il peut gagner de lui-même le poste de secours, on maintient cette compression. Un second brancardier soutient le patient, et les trois hommes se dirigent vers l'ambulance.

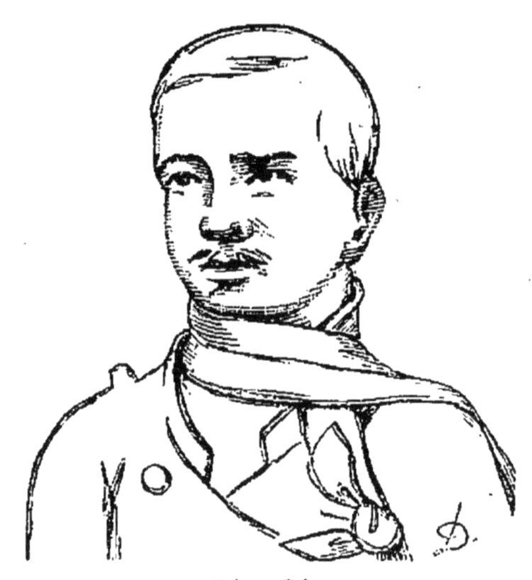

Fig. 34.

Si le blessé est trop affaibli ou le trajet à parcourir trop long, on remplace la compression digitale par la *compression directe mécanique*, au moyen d'une compresse bourrée de charpie comme pour la carotide. Le tout est solidement maintenu par la cravate de l'homme. On fera au centre de cette cravate un gros nœud qu'on appliquera exactement au niveau de la plaie. Les deux extrémités de la cravate seront portées l'une en avant, l'autre en arrière de la poitrine et nouées dans l'aisselle opposée à la blessure (*Fig.* 34).

Pour le chargement et le couchage du blessé sur le brancard (Voy. *Blessures de la tête*).

Dans les blessures de la partie antérieure du cou et dans les blessures de la partie postérieure, la tête du blessé sera légèrement inclinée en arrière. Cette position permettra d'éviter l'emphysème dans les blessures antérieures et rapprochera les lèvres de la plaie dans les blessures postérieures.

Le pansement des plaies postérieures consistera à les recouvrir avec la cravate étalée. Dans les plaies antérieures, on ne fera aucun pansement ou bien on recouvrira simplement la plaie avec la cravate mollement appliquée, sans la nouer.

Blessures de la poitrine.

Secours immédiat. — 1° La syncope est fréquente à la suite des plaies de poitrine. Elle est liée à la douleur et surtout à la perte de sang. On emploiera pour la faire disparaître les moyens indiqués : position horizontale, tête légèrement penchée en bas, inhalations d'ammoniaque, etc.

Ces soins devront être donnés sans déranger pour ainsi dire le blessé.

Le patient, une fois revenu à lui, doit garder un *silence absolu.*

2° *Hémorrhagie.* — Si le blessé perd du sang par la plaie, au moment où on s'approche de lui, appel du chirurgien. En son absence, on soulève avec beaucoup de soin le blessé et aussi peu que possible, en prenant point d'appui sur la nuque (brancardier n° 1) le côté sain de la poitrine, le bras sain (n° 2).

On coupe rapidement les vêtements (1) en croix ou en pont, pour mettre la blessure à découvert, et cela dans l'étendue d'une dizaine de centimètres (n° 3).

On applique au niveau de la plaie une compresse pliée en double; sur cette compresse un gros gâteau de charpie, ou encore, et mieux, on place directement sur la plaie quelques plaques d'amadou qu'on soutient avec un linge carré ou la cravate du blessé que le brancardier n° 4 a défaite pendant les premiers préparatifs de pansement.

Cela fait, le brancardier n° 4 lie les deux membres inférieurs à leur racine, assez pour y arrêter le sang veineux, pas assez pour y arrêter le sang artériel (bon moyen hémos-

(1) *Appliquer le pansement sur les vêtements pourrait ne pas suffire. Déshabiller le blessé aboutirait à lui imprimer d'inutiles et de douloureuses secousses.*

tatique). On se sert pour cela du mouchoir du blessé, d'une courroie, d'un linge.

Quand il n'y a aucune complication, on place sur la capote la cravate du blessé déplissée, en guise de bandage de corps.

Transport. — Il n'est pas rare de voir des blessés atteints à la poitrine, lorsque les désordres sont peu étendus, que la plaie pénètre ou non dans la cavité, gagner d'eux-mêmes l'ambulance. On devra toujours les empêcher de le faire et les transporter.

Lever le blessé et le porter sur le brancard. — En soulevant le blessé pour le charger sur le brancard on doit *éviter à tout prix de prendre point d'appui sur le côté de la poitrine blessé,* soit directement, soit indirectement, en saisissant le bras correspondant.

Contrairement à ce qui a lieu pour les blessures des autres régions, on doit, dans les cas de lésions de la poitrine, porter le blessé sur le brancard *avant de le panser.*

Manœuvre. — Brancard placé parallèlement au côté blessé.

On déboutonne le manteau, la capote, la veste.

Le brancardier n° 1, placé derrière la tête, *saisit à pleines mains l'habit près de la base* du cou.

Un second (n° 2) réunit les pans au niveau du bassin et fait contre-poids au premier.

Le n° 3, et si besoin est le n° 4, placés toujours du côté sain, soutiennent le haut des cuisses et les jambes.

Aux commandements : *Attention — levez — glissez*, le blessé est à peine soulevé et glissé sur le brancard.

Position sur le brancard. — L'homme est couché sur le dos, le haut du tronc légèrement élevé par un corps mou (manteau, etc.). S'il ne peut supporter cette position, on le couche avec précaution *sur le côté blessé d'abord* ou sur le côté sain, si le décubitus du côté malade est impossible.

Le sac, le manteau, une couverture, tout autre objet approprié de l'équipement ou de l'armement, appliqués au niveau du cou, du bassin, des membres inférieurs, mais *jamais au niveau de la poitrine*, fixeront le blessé dans cette position latérale.

Transport proprement dit. — Éviter avec le plus grand soin toute secousse, et bien surveiller le patient. S'il demande à être changé de place, s'arrêter et lui obéir.

Blessures du ventre.

Secours immédiats. — 1° *Syncope.* Se reporter à ce qui a été dit plus haut. — Très fréquente.

2° *Hémorrhagie.* — Appel immédiat du

chirurgien. En son absence, occlusion de la plaie par une compresse maintenue *mollement* avec un bandage de corps, ligature des membres inférieurs.

3° *Soif du blessé.* — Ne pas la satisfaire.

4° *Sortie des intestins.* — Ne pas chercher à les faire rentrer. Les recouvrir seulement d'un linge très propre, maintenu sans pression par la cravate du blessé en guise de bandage de corps.

Chargement du blessé. — S'il n'y a pas de fracture de la colonne vertébrale, trois brancardiers soulèvent le blessé et le placent sur le brancard.

Manœuvre. — Brancard placé longitudinalement tout près de l'homme.

Brancardier n° 1 en tête. Il soutient le blessé sous les bras.

Brancardier n° 2 placé du côté opposé au brancard. Il soutient le blessé sous le bassin.

Le brancardier n° 3 soutient les cuisses et les membres inférieurs. Il aura soin de ne pas les élever et de ne pas les abaisser pendant le chargement.

Aux commandements : *Attention* — *levez* — *glissez*, le blessé est levé de terre, *sans la moindre secousse*, un peu au-dessus du niveau du brancard puis déposé lentement.

Dans les blessures du ventre, le danger

que court l'homme, tenant surtout à l'écoulement à l'intérieur des matières contenues dans les intestins, l'estomac, la vessie, la vésicule biliaire perforés, *il n'est peut être pas* (en dehors des blessures de la colonne vertébrale) *de lésions qui nécessitent de la part des brancardiers de si minutieuses précautions pendant le chargement et le transport.*

Position sur le brancard. — Le blessé repose sur le dos ou sur le côté, les cuisses légèrement repliées sur le bassin et les jambes sur les cuisses. Cette flexion est maintenue au moyen du sac, du manteau. Le haut du corps est légèrement replié en avant.

S'il s'écoule des matières de la plaie (matières alimentaires ou fécales, bile, urine) donner autant que possible au blessé une position qui en facilite le libre écoulement.

Transport. — Marche lente, bien régulière. Eviter toute secousse.

Blessures de la colonne vertébrale.

Lorsqu'un homme est frappé dans le dos, près de la ligne médiane, on doit se comporter comme s'il y avait fracture de la colonne vertébrale.

Chargement du blessé, transport. — En pareil cas, on ne peut charger le blessé comme d'ordinaire, la grande tige rigide qui réunit les membres inférieurs aux supérieurs ayant perdu sa solidité.

Il faut se servir, pour le charger, de *sa capote ou de son manteau, comme d'un hamac.*

Manœuvre. — Si l'on se sert de la capote trois hommes sont nécessaires. Le brancard étant placé à gauche du blessé, parallèlement à lui et la capote déboutonnée, le brancardier n° 1 saisit le col de la capote à pleine main, de chaque côté de la base du cou.

Le brancardier n° 2 saisit les deux pans de la capote et les réunit. Le brancardier n° 3, placé du côté opposé au brancard, comme le n° 2, rapproche les membres inférieurs et les maintient avec précaution au niveau des cuisses et des genoux.

Aux commandements : *Attention — soulevez*, prononcés par le brancardier n° 1, le blessé est *doucement* levé à 25 centimètres de terre.

Au commandement de : *Abaissez*, le blessé est déposé doucement *sans secousse* sur le brancard.

Même manœuvre avec le manteau.

Quand on peut disposer d'une couverture, d'une toile de tente, le chargement est tout aussi facile.

Manœuvre. — Quatre hommes.

Brancard placé en *tête du blessé*; la tête du brancard la plus éloignée.

Couverture pliée comme une compresse graduée, glissée sous le blessé, puis déplissée.

Brancardiers nos 1 et 2 en tête. Ils tiennent les deux angles supérieurs.

Les brancardiers 3 et 4 tiennent chacun des deux angles inférieurs. Si la couverture n'est pas assez grande ils soutiennent les jambes en même temps.

Aux commandements de : *Attention — soulevez*, la couverture est soulevée, et au commandement de *Posez*, le blessé est posé sur le brancard. *Tout en maintenant la couverture on lui laisse tout le temps de s'affaisser sur le brancard.*

Couchage du blessé. — Position horizontale, tête légèrement soulevée, membres inférieurs bien rapprochés.

Transport. — Marche *des plus régulières.* Éviter la moindre secousse.

Main et poignet.

Secours immédiat. — Les blessures de la main et du poignet s'accompagnent souvent d'*hémorrhagies graves.*

a. Pour les arrêter temporairement, comprimer l'*humérale* d'abord avec les doigts (*Fig.* 2), puis au moyen du garrot (*Fig.* 9), du compresseur à pelote, d'un globe de bande (*Fig*. 9), de la cravate de Mayor (*Fig*. 1).

b. Placer en longueur deux globes de bande vers le tiers inférieur de l'avant-bras, sur le trajet connu de la *radiale* et de la *cubitale*.

c. Fléchir fortement l'avant bras sur le bras, tout en soutenant doucement la main.

d. Elever la main le plus haut possible et en appliquer la paume contre la poitrine.

e. Maintenir l'avant-bras fléchi au moyen d'une écharpe très courte, de la cravate appliquée, à la façon d'un bandage de corps, sur l'avant-bras fléchi (*Fig*. 38), ou, encore, au moyen de la capote (*voy*. *Bras*, *Fig*. 39).

Transport. — S'il n'y a pas d'hémorrhagie on ne s'occupe pas de l'homme qui gagne de lui-même l'ambulance, soutenant sa main blessée. Il en est le plus souvent de même alors que le blessé a perdu du sang. Suivant qu'il aura plus ou moins perdu de ses forces, on le fera soutenir par un camarade moins blessé que lui, un brancardier, ou bien on le transportera.

Avant-bras.

Secours immédiat. — S'il y a hémorrhagie comprimer mécaniquement l'humérale (*voy*. *Main*).

On recommande au blessé de maintenir la

main le plus élevée possible, et l'avant-bras *autant que possible fléchi sur le bras.*

Le blessé soutient habituellement de lui-même le membre fracturé de sa main libre et gagne l'ambulance soutenu ou non par un camarade, un brancardier.

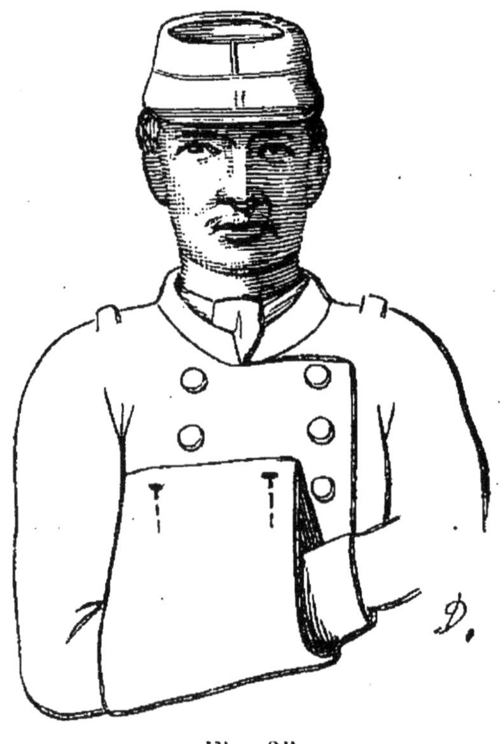

Fig. 35.

Si le nombre des blessés n'est pas trop considérable, où que l'homme demande lui-même à ce qu'on assujettisse son avant-bras fracturé, on se sert d'une compresse, de son mouchoir fixés à la capote par deux épingles (*Fig.* 35) ou aux boutons de l'habit par deux boutonnières improvisées ; on utilise une écharpe liée autour du cou (*Fig.* 36), un pan de la veste relevé et fixé comme le mouchoir, le pan de la capote relevé et fixé comme nous allons le voir à propos des fractures de bras (*Fig.* 39).

Coude. — Bras.

Secours immédiat. — S'il y a hémorrhagie, en l'absence du chirurgien, *compression digitale* de l'humérale (*Fig.* 2) bientôt remplacée par un compresseur appliqué tout près de l'aisselle.

S'il y a *fracture du bras*, les indications à remplir et les moyens à utiliser pour le faire sont les suivants :

Pendant qu'un des brancardiers maintient, au niveau du moignon de l'épaule, l'extrémité du membre fracturé, un second tire lentement, légèrement sur le coude. Tous deux simultanément, sans secousse, rapprochent le membre du tronc.

L'avant-bras est, enfin, légèrement fléchi sur le bras.

Le membre étant dans cette position, un brancardier le maintient contre la poitrine.

S'il y a *fracture du coude*, il n'y a qu'à rapprocher le bras du corps, l'avant-bras fléchi sur le bras.

Reste à fixer les parties dans cette position, c'est-à-dire : 1° *l'avant-bras fléchi* ; 2° *le bras appliqué contre le tronc.*

1° Pour remplir la première indication on peut se servir :

a. Du mouchoir et d'une compresse pliés en double et dans l'anse desquels on fait reposer l'avant-bras. Le linge est fixé à l'habit par des épingles ou aux boutons par des boutonnières faites sur-le-champ (*Fig.* 35 et 37).

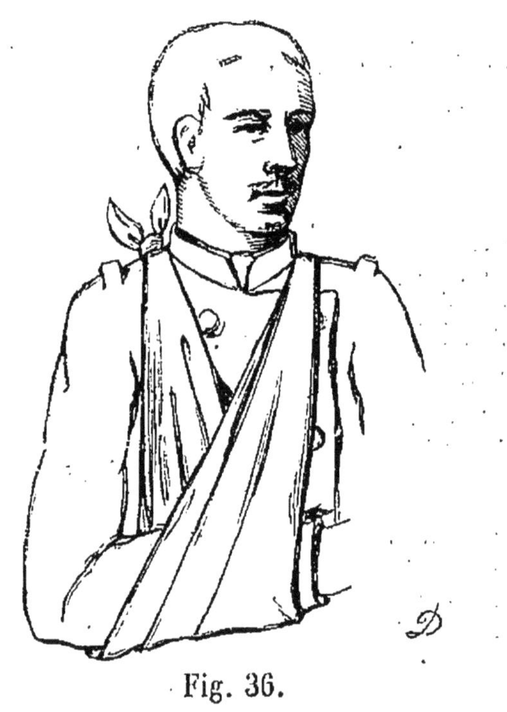

Fig. 36.

b. Le pan de la veste, relevé et également fixé avec des épingles ou par une boutonnière improvisée, peut remplacer le mouchoir et maintenir l'avant-bras, le coude, la partie inférieure du bras.

c. Une écharpe passée autour du cou, la grande courroie du sac, passée également autour du cou d'une part, et de l'extrémité inférieure de l'avant-bras de l'autre, remplissent la même indication (*Fig.* 36).

d. On peut encore déboutonner la tunique *de haut en bas*, jusqu'à la hauteur de la

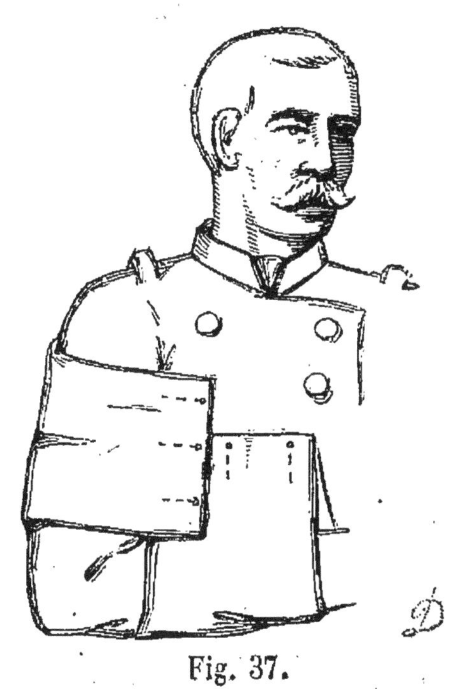

Fig. 37.

main, en écarter le pan avec soin, au *ras*

du corps, le plus loin possible, en dehors, sans imprimer de secousse au membre, et assujettir la main en boutonnant à nouveau l'habit (1).

e. Si le blessé est fantassin, son pan de capote peut, comme nous allons le voir, servir à la fois pour contenir l'avant-bras et le bras (*Fig.* 39).

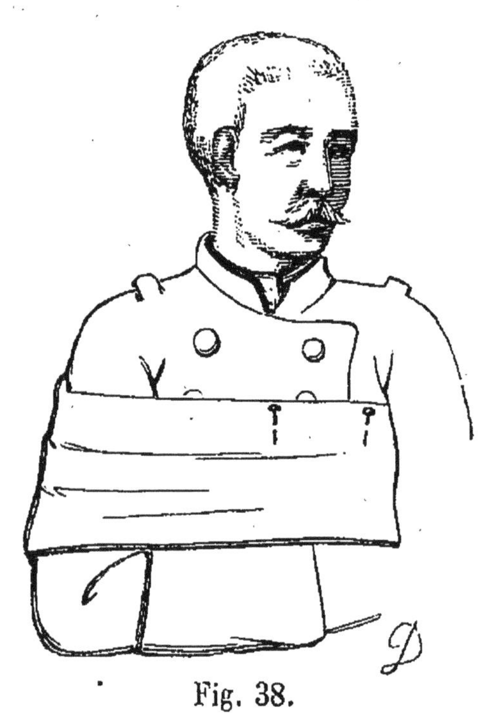

Fig. 38.

(1) *Il faudrait bien se garder, comme on pourrait être tenté de le faire, de déboutonner la tunique vers son milieu, pour pousser la main dans l'ouverture. Pareille manœuvre serait très pénible pour le blessé.*

2° *Maintenir le bras appuyé contre la poitrine.* — *a.* Pour arriver à ce résultat, on peut se servir d'une large compresse qu'on fixe par des épingles en avant et en arrière de la poitrine (*Fig.* 37).

b. Utiliser la cravate bien étalée et fixée par des épingles sur le côté de la poitrine opposé au bras fracturé ; si on la nouait, elle formerait corde (*Fig.* 38).

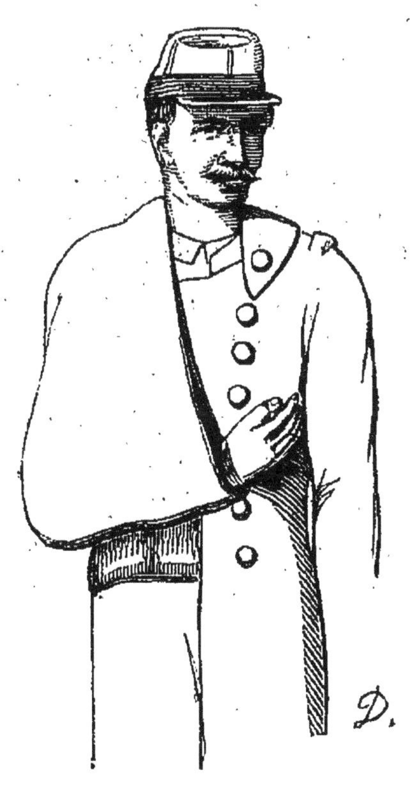

Fig. 39.

c. Si le blessé est fantassin, utiliser le pan de sa capote.

On défait d'abord la patte de derrière, et on relève le pan jusqu'à ce qu'il arrive au contact avec l'avant-bras. Pendant qu'un aide soutient d'une main l'avant-bras, et de l'autre applique le bras contre le corps, on fait tourner autour du cou l'extrémité du pan qui présente une boutonnière et on arrête cette boutonnière soit au bouton de l'épaulette, soit au premier bouton du plastron (*Fig*. 39).

Par mesure de précaution, on peut arrêter le pan derrière le dos près du cou par une ou deux épingles, et dans le dos rapprocher le pan de la capote, de la capote même, par quelques épingles.

En un clin d'œil cette sorte de bandage contentif est assujettie, et il est facile de se convaincre *qu'il n'en est pas de plus parfait.*

Transport. — Le blessé, habituellement, gagne l'ambulance avec le secours d'un camarade peu blessé ou d'un brancardier. S'il en est incapable, il se couche sur le brancard, soit sur le dos, soit sur le côté sain.

Epaule.

Secours immédiat. — S'il y a *hémorrhagie*

plus ou moins abondante le trajet de la blessure correspond habituellement alors à celui de l'axillaire.

Compression digitale dans la plaie, en ayant soin d'enfoncer le doigt à la profondeur voulue.

Appel immédiat du chirurgien.

En son absence et sans perdre de temps, tout en maintenant cette compression relativement facile à maintenir, on appliquerait *fortement* à la base du cou, du côté correspondant à la blessure, dans le creux sus-claviculaire, un tourniquet, une cravate de Mayor, une compresse épaisse, un globe de bande, maintenus par une bande ou un mouchoir dont les chefs seraient liés dans l'aisselle saine, après avoir croisé la partie antérieure et la partie postérieure de la poitrine (*Fig*. 6, 34).

Cela fait, on remplacerait la compression digitale par la compression directe au moyen d'une compresse bourrée de charpie qu'on fixerait à l'aide d'une cravate bisaxillaire (*Fig*. 34, 40); puis, si le blessé ne pouvait marcher, on le chargerait sur le brancard avec grand soin, après avoir fixé son bras contre sa poitrine (*voy. Bras*) et on le transporterait rapidement au poste de secours.

Si l'*hémorrhagie* avait été abondante et qu'elle soit *arrêtée*, que le blessé soit encore en syncope ou non, établir avant tout une *compression sur la sous-clavière*.

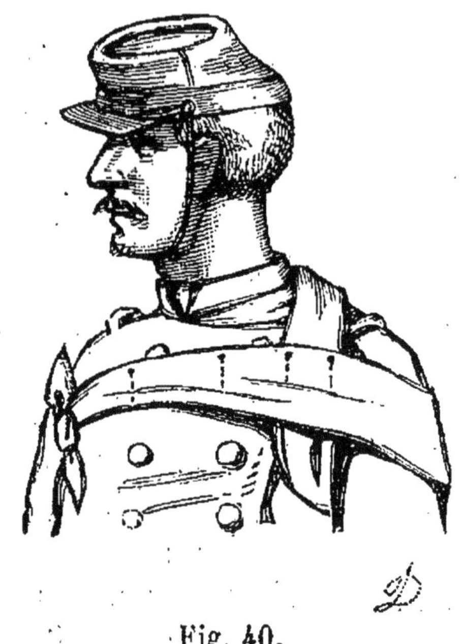

Fig. 40.

Couchage du blessé. — Brancard du côté blessé, parallèle à l'homme.

Blessé soutenu sous le haut de la poitrine (brancardier n° 1).

Sous le bassin (brancardier n° 2).

Sous les membres inférieurs réunis (brancardier n° 3).

Tous les brancardiers sont du côté sain (*Fig*. 18).

Aux commandements : *Attention — levez — glissez*, le blessé est porté sur le brancard.

Décubitus dorsal ou sur le côté sain.

Membre inférieur. — Pied.

Les blessures du pied se compliquent souvent d'hémorrhagies graves.

Secours immédiat. — *a.* Si la plaie répond au *dos du pied* et qu'il y ait *hémorrhagie abondante*, le brancardier n° 1 délace la bottine, ou bien, s'aidant du trou fait par le projectile, coupe un carré de l'empeigne pour mettre la blessure à jour.

Cela fait, il applique sur la plaie une boulette de charpie, un mouchoir par dessus.

Le brancardier n° 2, pendant ce temps, *comprime la fémorale* au haut de la cuisse, au moyen du compresseur à pelote, d'un globe de bande (*Fig.* 10), de la cravate de Mayor (*Fig.* 1).

S'il n'y a pas d'*hémorrhagie grave*, on ne fait ni compression, ni pansement, et on se contente d'immobiliser le membre, comme nous allons le dire, pour éviter toute douleur pendant le transport.

b. Si la plaie répond à la *plante* et qu'elle s'accompagne d'une *hémorrhagie abondante*, on enfonce dans le trou de la chaussure de la charpie, un carré d'amadou, une compresse qu'on maintient avec un mouchoir, une nouvelle compresse nouée sur le dos du pied près de son bord interne (trajet de la pédieuse) (1).

Le brancardier n° 2, pendant ce temps, *comprime la fémorale.* S'il n'y a pas d'hémorrhagie, on ne fait aucun pansement et on se contente d'immobiliser le membre (2).

Transport. — Immobiliser le pied pour le transport.

Le soulier constitue déjà un appareil immobilisant, bien moulé sur le pied.

On n'a qu'à empêcher, pendant le transport, le membre inférieur sain de porter sur le membre blessé.

Pour cela, le brancardier n° 1 rapproche

---

(1) *Il serait mauvais d'enlever la bottine ou la botte pour faire le tamponnement de la plaie. On priverait ainsi, et sans avantage compensateur, le blessé d'un bon appareil immobilisant, on perdrait du temps, et on déterminerait des douleurs vives au blessé.*

(2) *Il est d'autres moyens d'arrêter temporairement les hémorrhagies du pied. Ces moyens, que tout blessé doit connaître, sont : l'élévation forcée du membre, qu'on maintient en utilisant toutes les ressources qu'on trouve près de soi (sac, pierre, etc.) ou la flexion forcée de la jambe sur la cuisse. Ce dernier moyen est plus commode encore à employer que le précédent. Si nous n'utilisons pas la flexion forcée pendant le transport, malgré ses avantages, c'est qu'elle oblige à faire reposer la plante blessée sur le brancard.*

le pied sain du pied blessé (ne pas faire l'inverse).

Le brancardier n° 2 réunit les deux jambes vers le milieu de leur longueur au moyen d'un mouchoir, d'une compresse, d'une des courroies du sac.

Le brancardier n° 3 fixe axec les mêmes moyens les deux membres inférieurs au-dessus des genoux.

Heyfelder conseille le mode d'immobilisation suivant. Il est avantageux, mais il ne peut remplacer le premier (1) :

On plie en deux le manteau roulé de l'homme, sa couverture, sa toile de tente ; on place le membre entre ces cylindres comme entre deux fanons, et on fixe le tout au moyen de deux ou trois compresses, bouts de bande, courroies.

Pendant le transport, la jambe saine est alors fléchie pour ne pas butter contre le pied blessé.

---

(1) *Avant d'aller plus loin, nous croyons devoir faire remarquer ici que nous commençons toujours par indiquer, parmi les moyens d'immobilisation des membres inférieurs, ceux qui tout* en permettant d'atteindre complètement le but *sont les plus expéditifs. Dans l'énumération des autres, que diverses circonstances peuvent rendre inapplicables (absence de certaines pièces, nécessité d'un transport des plus rapides, etc.), nous allons toujours des plus simples aux plus compliqués.*

Chargement. — Brancard placé parallèlement à l'homme tout près du côté blessé.

Le brancardier n° 1, en tête, soutient le blessé sous les aisselles.

Le n° 2 le soutient sous le bassin.

Le n° 3 sous la *cuisse et la jambe saines* (*Fig.* 13).

Commandements habituels.

Couchage. Décubitus dorsal.

Jambe.

Secours immédiat. — Si l'hémorrhagie est abondante, *appeler immédiatement le chirurgien* et faire une *compression digitale de la fémorale* (*Fig.* 3).

En son absence, remplacer la compression digitale de la fémorale par une *compression mécanique indirecte du même vaisseau.*

Si, malgré une compression bien faite, l'écoulement de sang continue, ce qui doit être exceptionnel, on coupe la fausse botte ou le pantalon, et cela en forme de deux valves, on découvre largement la blessure et on comprime directement dans la plaie le vaisseau qui donne, avec une plaque d'amadou, la compresse bourrée de charpie, tout en maintenant la compression fémorale.

a. S'il n'y a pas de fracture, ou s'il existe seulement une fracture du péroné, on se contente de placer le blessé sur le brancard, sans immobiliser les deux membres inférieurs. *Jamais on n'autorisera le blessé à marcher vers l'ambulance*, comme il pourrait vouloir le faire.

b. S'il y a fracture des deux os de la jambe on se comporte différemment suivant qu'il y a ou non déviation.

1° N'y a-t-il aucune déviation du membre? on se contente de l'immobiliser.

Y a-t-il grande déviation? on réduit d'abord la fracture.

2° *Déviation. Réduire la fracture*, le brancardier n° 1 embrasse le genou correspondant au côté blessé, en glissant au-dessous de lui la paume de ses deux mains.

Le brancardier n° 2 saisit le pied de la façon suivante : les quatre derniers doigts de la main droite sont appliqués sur sa face dorsale, le pouce sous la semelle.

La main gauche est glissée doucement *de haut en bas* sous le contrefort de la chaussure, en évitant, autant que possible, de remuer le membre blessé.

Au commandement de : *Attention*, prononcé par le brancardier n° 2, le pied est *doucement* et *lentement* étiré suivant l'axe du membre. Quand toute déformation a disparu, chacun restant en place, on commande au blessé de *rapprocher lentement sa jambe saine de la jambe blessée.*

S'il ne peut y parvenir, le brancardier n° 3

rapprochera doucement le membre sain du membre fracturé.

Cela fait, on continue à maintenir le membre pendant que les brancardiers n°s 3 et 4 s'apprêtent à l'immobiliser.

Immobilisation. — Pendant que les brancardiers n°s 1 et 2 s'appliquaient à réduire le membre, les brancardiers n°s 3 et 4 ont préparé : le mouchoir du blessé, les trois courroies de son sac, sa cravate, des bouts de bande de la longueur de la cravate, des linges, des courroies de harnachement, ou taillé, en l'absence de quelques-unes de ces ressources, dans l'habit de l'homme, des liens convenables.

Ces dispositions prises, le brancardier n° 3 immobilise avec une petite courroie du sac ou un mouchoir les deux cuisses, au-dessus du genou.

Le brancardier n° 4, pendant ce temps, immobilise encore avec une petite courroie, un linge, les deux genoux immédiatement au-dessous de la rotule. Ces liens seront assez serrés.

Le n° 3 se porte ensuite au pied, avec *la cravate, la grande courroie du sac*, le n° 4 à la cuisse.

Le n° 3 glisse, bien à plat, la cravate ou la grande courroie sous les tendons d'Achille, en imprimant aux membres le moins de secousses possible. Il s'arrange de façon que les deux chefs de la courroie ou de la cravate aient la même longueur.

La cravate ou la courroie passées, le brancardier n° 2 retire doucement la main gauche puis la réapplique aussitôt sur la courroie. Il reporte sa main droite au niveau des orteils.

Alors le brancardier n° 3 croise les deux chefs de la courroie ou de la cravate sur le dos du pied, près du cou-de-pied, les ramène sous la plante, puis sur la face dorsale et les réunit par un nœud, ou les boucle.

Pendant ce temps, le n° 4 réunit les deux cuisses vers le milieu.

Pour augmenter la solidité de cet appareil immobilisant, on peut utiliser, mais cela est loin d'être indispensable, le fourreau du sabre-baïonnette ou toute autre attelle qu'on fixera sur la face externe du genou, de la jambe, du pied. Les liens qui immobilisent les deux membres servent à les fixer.

Deuxième manœuvre. — Mêmes liens. On roule le manteau, la couverture, la toile de tente.

Le pied et le genou maintenus par les brancardiers nos 1 et 2, le n° 3 entoure les deux faces du membre blessé du manteau, de la couverture roulés, en ayant soin que leur milieu réponde au pied.

Il en fixe les extrémités au-dessus du genou.

Le n° 4, au-dessous.

Le n° 1 devenu libre rapproche avec précaution le membre sain du membre blessé.

Le n° 3, sitôt qu'il est devenu libre, fait aux deux pieds, avec la cravate ou la grande courroie, le huit de chiffre indiqué (*Fig.* 41).

Le n° 4 réunit les deux cuisses.

On peut encore consolider l'appareil en appliquant le fourreau du sabre ou du sabre-baïonnette en dehors sur le manteau (*Fig.* 41); placer d'avance dans le rouleau de la couverture, du manteau, de la toile de tente, deux montants de la tente ou deux autres attelles en ayant soin de laisser entre eux un intervalle un peu plus grand que la largeur du pied (1).

Chargement du blessé. — Brancard placé parallèlement à l'homme, à un pas de lui, du côté blessé.

Brancardier n° 1 en tête. Il soutient le

---

(1) *Cette dernière façon de procéder qui ne force pas les brancardiers à soulever le membre pour appliquer l'appareil, ce qu'ils doivent toujours éviter, est préférable à celle représentée* fig. 42, *conseillée par quelques chirurgiens et qui consiste à enrouler séparément deux bords du manteau, de la couverture, de la toile de tente autour de chaque montant, de façon à laisser dans l'intervalle des deux rouleaux une certaine étendue d'étoffe qui correspond à la partie postérieure du membre.*

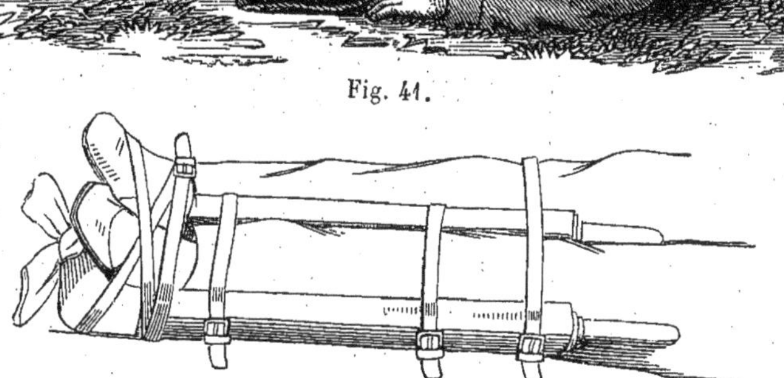

Fig. 41.

Fig. 42.

blessé sous les épaules ou près des épaules.

Le brancardier n° 2 le soutient sous le bassin du côté sain.

Le n° 3 glisse ses mains sous la cuisse et la jambe *saines* (*Fig.* 18).

Aux commandements habituels, le blessé est glissé sur le brancard.

Couchage du blessé. — Décubitus dorsal.

Genou.

C'est seulement lorsque le projectile a pénétré la partie postérieure du genou, que le blessé est exposé à des hémorrhagies graves.

Secours immédiat. — Y a-t-il *hémorrhagie abondante* au moment où les brancardiers s'approchent du blessé ? *Compression digitale immédiate de la fémorale* (*Fig.* 3). — Appel du chirurgien.

En son absence on remplace les doigts par un compresseur, le garrot (*Fig.* 9), la cravate de Mayor (*Fig.* 1).

La compression à la racine du membre est le plus souvent *insuffisante*, la grosse veine qui accompagne l'artère étant habituellement blessée avec elle.

Il faut alors combiner *immédiatement la compression de la fémorale* avec une *compression directe de la plaie.*

Manœuvre.— A son arrivée près du blessé, le brancardier n° 1 se porte à la racine du membre et, sans perdre un instant, comprime le trajet de la fémorale, sur la culotte.

Le n° 2 déboutonne la culotte, pendant qu'avec sa main libre le n° 1 recherche l'artère au-dessus du point comprimé. Il remplace ensuite ses doigts par le compresseur, mais *sans jamais lâcher prise*. La compression mécanique se fait alors au-dessus ou au-dessous du point de compression digitale.

Pendant ce temps, le brancardier n° 3 s'est porté au niveau de la blessure et a glissé dans le canal de la plaie un ou deux doigts, à la profondeur voulue.

Ces doigts doivent comprimer sur la ligne médiane, à la partie inférieure et supérieure de cette plaie. *Ils restent en place jusqu'à l'immobilisation du membre*, si le membre est fracturé.

Le membre immobilisé, les brancardiers nos 1 et 2 placent le blessé sur le côté, le n° 4 fend le pantalon et le caleçon en arrière et découvre la blessure. Cela fait, le n° 3 remplace le doigt par une compresse déprimée au doigt de gant bourrée de charpie (*fig.* 15). Une compresse, un mouchoir maintiennent le tout.

Lorsque l'hémorrhagie *est arrêtée* à l'arrivée des brancardiers, si la quantité de sang perdue par le blessé a été un peu abondante, on devra, par mesure de précaution, placer sur l'artère une cravate de Mayor ou tout autre compresseur, et si, pendant le transport, la moindre quantité de sang s'écoulait encore de la plaie, on s'arrêterait et on comprimerait dans la plaie même.

Immobilisation du membre. — Cette manœuvre, comme toutes les manœuvres d'immobilisation, ne doit se faire par les brancardiers qu'en l'absence du chirurgien.

Lorsque le membre est très déformé, le brancardier n° 1 maintient la cuisse de ses deux mains vers son milieu. Le n° 2 saisit solidement la jambe, sans imprimer de secousses au membre, sans le soulever de terre.

Au commandement : *Attention*, le brancardier n° 2 tire *lentement*, *légèrement* sur la partie, et replace la jambe et le pied dans l'axe du membre.

Pendant ce temps, le n° 4 prépare le mouchoir du blessé, les courroies de son sac, des linges, etc., rapproche le membre sain du membre blessé.

Avec la *cravate*, la *grande courroie du sac*, il fixe d'abord les deux pieds (voy. *Jambe, Fig.* 41, 43), puis les deux jambes, vers le milieu de leur longueur, avec une compresse, une bande, une courroie. Il doit prendre soin de glisser ces objets de pan-

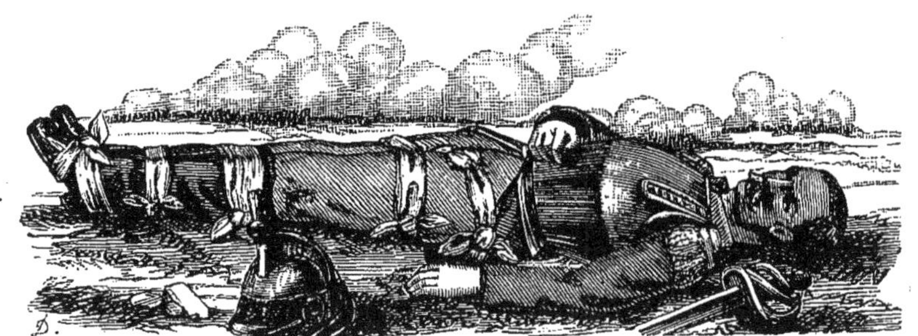

Fig. 43

sement sous le membre sans lui imprimer de secousses.

Il insinue ensuite des linges vers le milieu de la longueur des cuisses et les réunit, sans les trop serrer (*Fig*. 43).

Les deux membres inférieurs ainsi immobilisés il ne reste plus qu'à coucher le blessé sur le brancard.

On peut se contenter d'immobiliser le membre de cette façon, mais on pourra encore, pour le consolider, utiliser le fourreau du sabre-baïonnette, le fourreau de sabre, le fusil, le manteau, la couverture.

La manœuvre d'immobilisation comprend alors deux parties :

1° *Immobiliser le membre blessé ;*

2° *Immobiliser les deux membres inférieurs.*

Si on se sert du fourreau du sabre-baïonnette seul, on tapisse la face externe du membre d'un mouchoir replié, puis on fixe l'arme contre la cuisse, vers son tiers supérieur, et contre la jambe, en plusieurs points, ce qui ne dispense pas d'immobiliser les deux membres comme nous l'avons dit.

Si l'on se sert du fourreau du sabre, on le fixe de la même façon, toujours assez loin du siège de la fracture.

Lorsqu'on utilise le fusil, on l'assujettit comme cela sera indiqué à propos des fractures de la cuisse. Les liens portent au niveau du bassin, de la racine de la cuisse, du milieu de la jambe, du cou-de-pied.

Quand on se sert du manteau, de la couverture, de la toile de tente, on les roule, on les replie en deux; puis on entoure les deux côtés du genou, de la jambe, du pied, ou bien, et cela est préférable, on les applique seulement sur la face externe du membre. La couverture ou le manteau sont ensuite fixés au niveau du pied, de la jambe, vers son tiers inférieur, immédiatement au-dessous, enfin au-dessus du genou, par les liens qui réunissent les deux membres inférieurs. Ces pièces d'équipement, qu'on peut encore consolider par l'application du sabre-baïonnette, du sabre, contre la face extérieure du membre, l'immobilisent admirablement.

Couchage du blessé sur le brancard. — Brancard près du blessé. Brancardiers nos 1, 2, 3. Même manœuvre que pour la jambe (*Fig.* 18).

Il faut bien se garder de prendre point d'appui sur le membre blessé.

Blessures de la cuisse.

Secours immédiats. — Les *hémorrhagies abondantes* ne se montrent guère à la suite des blessures de la cuisse, qu'autant que sa moitié interne a été intéressée.

Si le blessé perd du sang, *compression digitale de l'artère fémorale* avec le doigt pendant qu'on appelle le chirurgien (*fig.* 3). En son absence on remplace les doigts par le tourniquet, la cravate de Mayor, etc.

A cette compression indirecte joindre une *compression directe dans la plaie.*

La première, en effet, serait insuffisante pour arrêter le sang provenant de la grosse veine qui accompagne l'artère et qui, le plus souvent, est blessée en même temps qu'elle. Elle favoriserait même l'écoulement.

Lorsque le blessé a perdu beaucoup de sang et que l'*hémorrhagie est arrêtée*, comprimer par prudence la fémorale, et si, pendant le trajet, le blessé perd du sang, compression directe (compresse bourrée).

Lorsque le membre *ne semble pas fracturé*, on assure quand même son immobilité comme nous allons le dire tout à l'heure.

S'il y a fracture sans déformation considérable du membre et sans déviation du pied, on assure de suite l'immobilité.

S'il y a déformation, au contraire, on procède, *mais seulement en l'absence du chirurgien*, de la façon suivante :

Manœuvre de réduction. — 1° Le brancardier n° 1 se place à la racine de la cuisse et la saisit de ses deux mains avec la plus grande précaution.

2° Le brancardier n° 2 embrasse le genou d'une main, la jambe de l'autre, près du pied.

Au commandement : *Attention*, prononcé par le brancardier n° 2, celui-ci tire sans secousse, sans à-coup, lentement, dans l'axe du membre, pendant qu'il porte progressivement le pied en dedans, si, comme cela est la règle, il est porté en dehors.

Lorsque les deux membres sont arrivés au contact, on s'apprête à assurer leur immobilité.

Immobilisation des membres inférieurs. — Les brancardiers 3 et 4 ont préparé, pendant la réduction ou l'arrêt de l'hémorrhagie, des linges, la cravate, le mouchoir du blessé, les trois courroies de son sac, son ceinturon, son fourreau de sabre, son fusil, ou sa carabine. *Ils s'assurent que l'arme n'est pas chargée.*

La manœuvre comprend deux parties :

1° *Immobiliser le membre blessé ;*

2° *Immobiliser les deux membres inférieurs.*

1° Pendant que les brancardiers 1 et 2 maintiennent le membre dans la rectitude, le brancardier n° 3 se place à la racine du membre, le n° 4 aux pieds.

Le n° 3 s'empare du fusil, de la carabine. Il déboutonne la capote, la veste, entoure la partie arrondie de la crosse d'un tour de cravate ou d'un ou deux tours d'une bande prise en son milieu, applique la crosse de

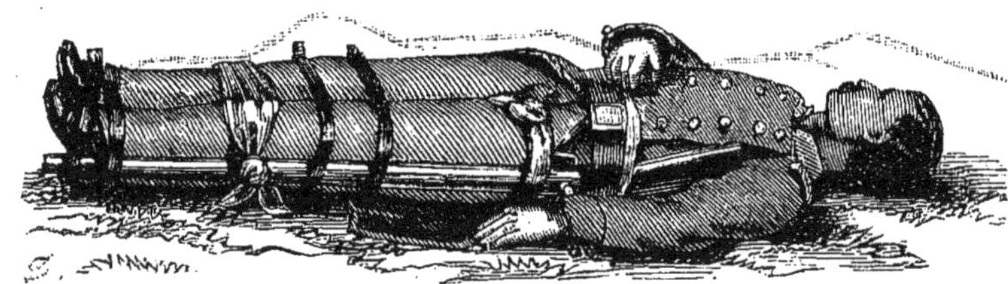

Fig. 44.

l'arme, le levier en dehors, contre le bassin, le plus haut possible ; glisse un des chefs de la cravate sous le bassin, et noue rapidement autour du ventre la cravate adhérente au fusil. Il boutonne ensuite la veste ou la capote. Enfin, il maintient encore la crosse appuyée contre le bassin, au moyen du ceinturon (*Fig.* 44) (1).

Pendant ce temps, le nº 4 fixe l'arme contre le cou-de-pied au moyen d'une courroie, d'un mouchoir qui l'entoure d'abord (il a soin d'interposer une compresse pliée entre l'arme et le cou-de-pied).

Il la fixe ensuite fortement au-dessous du genou, au milieu de la jambe et enfin mollement au-dessus du genou.

2º *Immobilisation des deux membres.* — Le blessé ou le brancardier nº 4 rapprochent le membre sain du membre blessé.

Fixation des pieds au moyen d'un 8 de chiffre (voy. *Jambe*), nº 4.

Fixation des deux membres au-dessous des genoux, nº 3.

Au-dessus, nº 3.

Les linges ou courroies qui réunissent les deux membres peuvent également servir à fixer l'arme au niveau du pied, de la jambe, du genou (*Fig.* 44).

---

(1) *C'est pour rendre la figure plus compréhensible que nous avons placé ici le fusil sur la capote.*

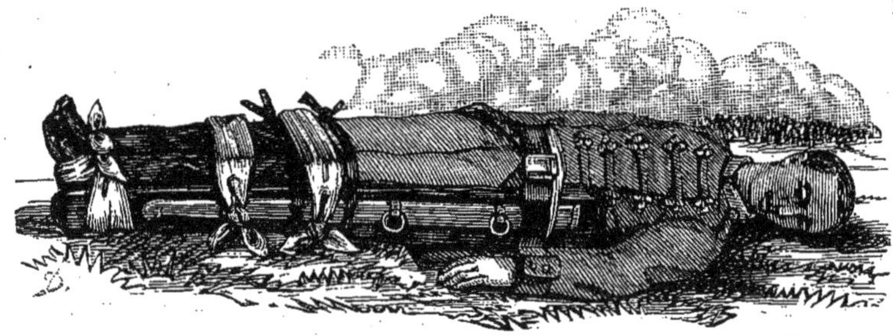

Fig. 45.

A défaut d'arme ils servent seuls.

On peut remplacer le fusil, mais non avantageusement, par le fourreau de sabre, qu'on fixe comme le fusil (*Fig.* 45).

On peut appliquer sur la face externe du membre, au-dessous du fusil ou du fourreau de sabre, une couverture, la toile de tente, le manteau.

Ces manœuvres d'immobilisation des membres inférieurs peuvent sembler compliquées. Elles sont en réalité très simples, elles s'exécutent rapidement et amènent toujours le résultat désiré. Leur importance est si grande qu'on ne saurait trop exercer les brancardiers à les répéter en mettant tous les soins possibles à les empêcher d'imprimer des secousses au membre supposé blessé.

Chargement du blessé sur le brancard. — Brancard placé du côté blessé.

Trois hommes comme pour les fractures de la jambe, du genou.

Le brancardier n° 1 en tête. Le n° 2 soutient le bassin et la racine de la cuisse saine; le n° 3 soutient le genou sain et la partie postérieure des deux cou-de-pieds, surtout de celui qui correspond au membre sain (*Fig.* 18).

Chacun étant à son poste, aux commandements de : *Attention — levez*, le blessé est légèrement soulevé de terre et glissé doucement, sans secousse, jusque sur le brancard.

Position sur le brancard. — Décubitus dorsal.

Bassin (racines dès cuisses et fesses).

A la racine des cuisses et aux fesses se trouvent de gros vaisseaux qu'on ne peut que *comprimer directement.* Il est nécessaire de se souvenir de la profondeur des vaisseaux fessiers.

Secours immédiat. — S'il y a hémorrhagie, *compression directe dans la plaie* au moyen de la *compresse bourrée.*

Pour la maintenir en place, si la blessure répond à la racine de la cuisse, on la fixe avec une cravate assez fortement serrée, dont le blessé s'attache à prévenir le déplacement. Si la blessure correspond à la fesse, la position du blessé et le triangle bonnet de la fesse (Mayor) assureront l'immobilité du pansement hémostatique.

On entoure d'abord le tronc du blessé avec sa cravate ou sa serviette. Puis, on applique le milieu de la base d'un mouchoir triangulaire sur la face postero-externe de la cuisse, au niveau du pli de la fesse. Les deux extrémités du mouchoir sont réunies par un nœud à la face interne du membre. Le sommet du triangle est porté en haut, puis engagé sous la ceinture à laquelle on le fixe après lui avoir fait contourner son bord supérieur.

S'il y a fracture un peu étendue, on immobilise le tronc et le bassin d'une part, les membres inférieurs d'autre part.

1° Longue attelle, fourreau de sabre, fusil, appliqués du côté blessé à partir de l'aisselle (*Fig*. 44, 45, voy. *Cuisse*).

Fixation contre la poitrine au moyen d'un bandage de corps; contre la partie inférieure de la cuisse, au moyen de courroies, de linges.

Fixation au niveau du genou.

2° Réunion des deux membres inférieurs au niveau des pieds, des jambes, des genoux (voy. *Cuisse*).

Chargement du blessé. — Brancardier n° 1 en tête, il soutient le blessé sous les bras ou à la partie supérieure du dos; le n° 2, placé du côté sain, soutient le haut de la cuisse saine et le dos au niveau de la poitrine (*Fig*. 18).

Le n° 3 soutient les membres inférieurs en prenant point d'appui surtout sur le côté sain.

Aux commandements ordinaires le blessé est chargé sur le brancard.

Pour charger le blessé, on peut encore utiliser sa couverture, son manteau (voy. *Colonne vertébrale*).

Position sur le brancard. — Décubitus

dorsal, tête et tronc penchés en avant ou encore décubitus sur le ventre (fesse) ou sur le côté sain.

Organes génitaux.

Les blessures des organes génitaux peuvent s'accompagner d'hémorrhagies graves et même mortelles. On y met fin par une *compression directe digitale* exercée dans la plaie ou par le tamponnement.

Le blessé pourra lui-même le plus souvent faire cette compression digitale.

Le testicule ou les testicules peuvent être mis à nu. Le blessé les soutiendra de la main jusqu'à l'ambulance.

Transport sur le brancard. — Rien de particulier.

FIN.

TABLE DES MATIÈRES

Paris. — Imprimerie de J. DUMAINE, rue Christine, 2.

Paris.— Imprimerie J. Dumaine, rue Christine, 2.

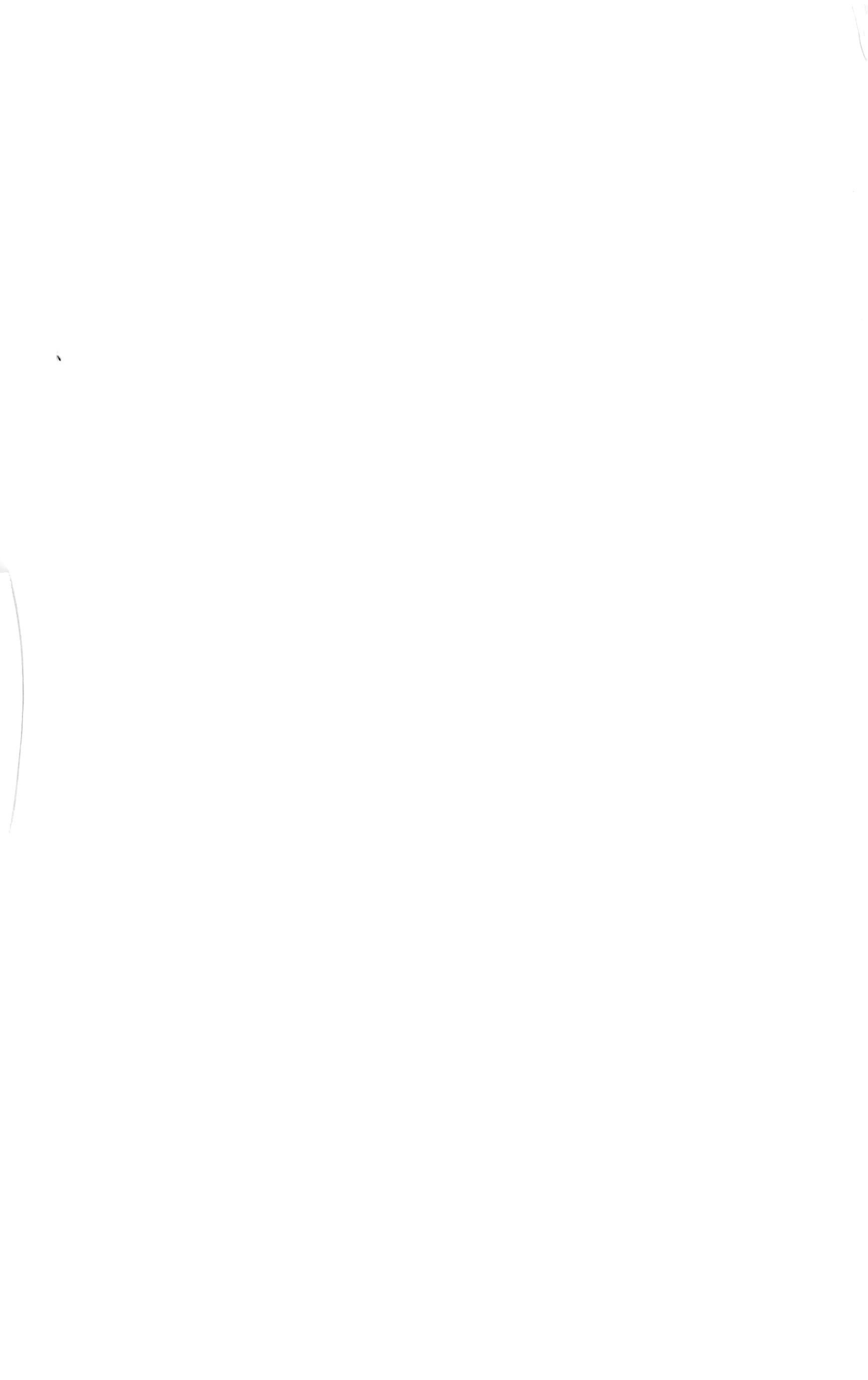

www.ingramcontent.com/pod-product-compliance
Ingram Content Group UK Ltd.
Pitfield, Milton Keynes, MK11 3LW, UK
UKHW020148220726
13923UKWH00001B/424